EL ARTE DE LA VIDA SANA

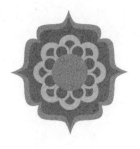

KARINA VELASCO

EL ARTE DE LA VIDA SANA

TU GUÍA DE NUTRICIÓN
PARA EL CUERPO Y EL ESPÍRITU

Grijalbo

El arte de la vida sana

Tu guía de nutrición para el cuerpo y el espíritu

Primera edición: febrero, 2011
Primera reimpresión para México: diciembre, 2011
Primera edición para Estados Unidos: diciembre, 2011

D. R. © 2010, Karina Velasco

Ilustraciones: Hugo Javier Leyva Velázquez
Gaby Várgas por el prólogo
Joshua Rosenthal por la introducción

D. R. © 2011, derechos de edición mundiales en lengua castellana:
    Random House Mondadori, S. A. de C. V.
    Av. Homero núm. 544, colonia Chapultepec Morales,
    Delegación Miguel Hidalgo, C.P. 11570, México, D.F.

www.rhmx.com.mx

Comentarios sobre la edición y el contenido de este libro a:
megustaleer@rhmx.com.mx

ISBN 978-607-310-358-9 (Random House Mondadori México)
ISBN 978-030-788-301-8 (Random House Inc.)

Impreso en México / *Printed in Mexico*

A mis padres, Dorle y Raúl, quienes me enseñaron
a abrir mi corazón y me guiaron hacia el camino
de la luz en este plano. Los amo.

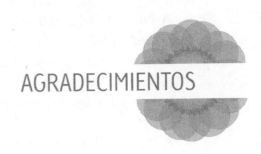

AGRADECIMIENTOS

A mis hermanos Diego, Claudia, Arturo y Raúl, por apoyarme en esta nueva etapa de mi vida.

A mi sobrina Emma, que es mi inspiración, gracias por reconectarme con el amor incondicional.

A Nunu Príncipe, por tu amistad y por llevarme a un ángel a cenar al Inn.

A Francisco Daza, gracias por creer en mi proyecto.

A Cristóbal Pera, por darme la oportunidad de compartir esta información.

A Arnoldo Langner, por acompañarme en esta aventura y por creer en mí.

A María del Carmen Madero, por lograr que las palabras de este libro expresaran todo su potencial e intención.

A mi súper equipo, integrado por Gela Cabrera, Alan de la Peña, Triana Casados y Lizzy Cancino, gracias por creer en este proyecto y por su apoyo para extender mi visión al mundo.

A Marcos Jassan, por compartir su espacio, sus conocimientos de yoga y tan ricas recetas.

A Norma Bejarano, por ser mi hombro y estar ahí en todo momento.

A Alma Fren, gracias por tus risas y por saber escuchar.

A Joshua Rosenthal y a mi escuela Integrative Nutrition, por guiarme en este camino e inspirarme a escribir este libro.

A Juliana Brafa, por ser mi compañera en el aprendizaje hacia el bienestar.

A mis hermanos del alma Cristian Bettler y Jessica Iskander, gracias por levantarme cuando me he caído y por sostener el pedestal cuando estoy arriba.

A mis amigos *newyorkers* Dan Alschuler y Paolo Morandi, por acompañarme en mi transición.

Gracias a los chefs Brad, Jason y Josh, por enseñarme tanto en la cocina.

A todo el equipo de Inn of the Seventh Ray, en especial a Skinny (Flaco) Dean, Chris, Salomon, Darcel, April y Dawn, con quienes compartí interminables horas en la cocina.

A Carmen Armendáriz, por creer en esta información y permitirme llevarla al público a través de la televisión.

A Sonia Chávez, de *Runners Wold*, y a Ligia Bang, de *Fuera Kilos*, gracias por darme un espacio para comunicar el mensaje de este libro en sus magníficas revistas.

A Mariana Ojeda, de Cuk México, y a Iván y Cris, por hacer de su espacio un lugar para enseñar a la gente a comer mejor.

A todos mis maestros: Chris Griscom, Miguel Ángel Maciel, Annmarie Colbin, David Wolfe, John Dulliard, Barbara Reich, Jill Gusman, Kia Miller, Sonya Cottle, Gigi Snyder y Peter Barret.

A todos mis amigos yoguis, Ana Desvignes, Amado Cavazos, Ana Paula Domínguez, Óscar Velásquez y Jorge

Espinosa, por darme su apoyo en la comunidad yogui y por ser maravillosos difusores de yoga en nuestro país.

A todos aquellos que hicieron posible que este libro esté en tus manos, a los formadores, impresores, diseñadores, ilustradores, repartidores, distribuidores, vendedores... ¡gracias!

A todos mis ángeles y a mis hadas de la templanza y la transmutación, que me guiaron a escribir este libro y lograron hacer de mí un canal de luz.

Cuando un propósito mayor o algún proyecto extraordinario guían tu inspiración, todos tus pensamientos rompen sus límites: tu mente trasciende sus limitaciones, tu conciencia se expande en todas direcciones y descubres un mundo nuevo, grandioso, maravilloso. Las fuerzas latentes, las capacidades y talentos cobran vida; y tú descubres que eres mejor persona de lo que siempre imaginaste.

PATAÑJALI

CONTENIDO

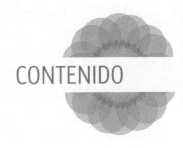

PRÓLOGO por Gaby Vargas   19

INTRODUCCIÓN por Joshua Rosenthal   23

PREÁMBULO   25

PRIMERA PARTE. DE LA MENTE A LA COCINA

  Capítulo 1. Los jeans del poder   31

  Capítulo 2. Creencias y comida primaria   43

    Creencias   43

    Creencias alimenticias   48

    Comida primaria   49

    Relaciones personales   50

    Amor   52

    Trabajo   59

    Espiritualidad   62

    Ejercicio físico   65

  Capítulo 3. Transformación   68

    Transformación a través de la alimentación   69

    Transformación mental   71

    Sabiduría interior   74

    Pasos hacia la transformación   78

SEGUNDA PARTE. CUERPO, MENTE Y ESPÍRITU

Capítulo 4. Emociones en el cuerpo   85
Las enfermedades a nivel físico y emocional   85
Causas de las enfermedades   88
La influencia de los alimentos
en las emociones   90
Síntomas ocasionados por emociones   93
y pensamientos

Capítulo 5. El bienestar   101
Primeros pasos hacia el bienestar   101
Conectarse con la intuición   103
Cambio de hábitos alimenticios   105
Recomendaciones para dejar
de comer compulsivamente   111

Capítulo 6. Filosofía de la comida   112
Expansión y contracción   113
Principio ácido/alcalino   114
Ayurveda   116
Sistema macrobiótico   123
Comida cruda   127
Teoría de los cinco elementos   131
Enzimas   135

Capítulo 7. La función de los alimentos   141
Vitaminas   142
Minerales   144
Legumbres   146
Granos   147
Proteínas   148
Grasas   149
Verduras verdes (clorofila)   150
Frutas dulces   150
Endulzantes naturales   151
Especias   152

Capítulo 8. Desintoxicación   153
    Opciones para la desintoxicación   156
    Ayuno   156
    Preparación para la desintoxicación
    o el ayuno   161
    ¿Qué pasa durante la desintoxicación
    y el ayuno?   163
    Dieta de eliminación   165
Capítulo 9. Supercomidas   168
    Contenido nutricional de las supercomidas   169
    Radicales libres   169
    Antioxidantes   170
    Alimentos considerados supercomidas   171
Capítulo 10. De adentro hacia afuera   184
    Conoce tu poop   187
    Cándida   189
    Por qué no bajamos de peso   192
    Síndrome X   193
Capítulo 11. Los "nos" y por qué   194
    Aceites refinados y grasas   195
    Azúcar   196
    Alcohol   198
    Endulzantes artificiales   198
    Cafeína   199
    Harinas   201
    Sal   201
    Lácteos   202
    Proteína animal   203
    Aditivos, conservadores y otros químicos   205
Capítulo 12. Yoga, respiración y meditación   207
    Yoga   207
    Posturas de yoga   213

TERCERA PARTE. EL PLACER GOZOSO DE LA COMIDA

Capítulo 13. Medicina gourmet   243

¿Por qué enfermamos?   243

Herbolaria   247

El poder curativo de los alimentos   248

Cómo sanar   253

Capítulo 14. Comida con intención   261

Comida con intención   263

Recomendaciones para cocinar con intención   264

Capítulo 15. Principios para el balance
y la felicidad   266

El aquí y el ahora   266

Principios para lograr el balance
y la felicidad   270

Anexo 1. Recetas   276

Anexo 2. Lista de compras   290

Bibliografía   293

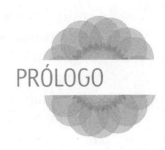

PRÓLOGO

Me encanta este libro de Karina; las razones son muchas: su lenguaje es muy sencillo, sus conocimientos son profundos, pero lo que más aprecio es cómo relaciona el bienestar del cuerpo con el de la mente y el espíritu; simplemente no existen unos sin el otro. Es así que llevar una vida sana, es un arte.

Sin duda, nuestro concepto de comida, salud y vitalidad ha cambiado enormemente desde que el tema de la "alimentación" comenzó a entrar en la conciencia de quienes habitamos el mundo de hoy. Antes, en nuestro vocabulario no existían términos como *colesterol*, *grasas saturadas*, *Omega 3* o *radicales libres*. Nuestra inconciencia era absoluta. Hoy se sabe que 90 por ciento de las enfermedades es resultado de dos cosas: estrés y tipo de alimentación.

Recuerdo que los platillos que mi abuela nos daba los domingos cuando comíamos en familia, reunían todos los pecados alimenticios que Karina nos comparte en estas páginas. Los nietos con gusto anticipábamos el platón de alguna pasta, con queso derretido y abundantes crema y mantequilla, que no podía faltar para acompañar las milanesas empanizadas y fritas, la carne de puerco con puré de papa, las gorditas de requesón, o lo que fuera, menos las verduras, que eran corrientes y aburridas.

En aquel entonces tampoco teníamos conciencia del daño potencial que hace el azúcar, que nos menciona Karina, por lo que ésta formaba parte de nuestra dieta diaria, como lo eran también las harinas y los lácteos. Con platillos que iban desde la yemita de huevo endulzada que nos daban de bebés hasta el infaltable postre diario en casa, nuestros padres nos despertaban la adicción a este "inocente" polvito blanco; con el resultado de que muchos de los niños fuéramos unos auténticos puerquitos, lo cual, claro, era señal de una rebosante salud.

Lo paradójico es que ahora, a la par que nos cultivamos en el tema de la alimentación, la prisa de la vida nos ha llevado a preparar o ingerir alimentos rápidos y prácticos que nos seducen con sus empaques vistosos reproducidos en todos los medios de comunicación gracias a grandes presupuestos en mercadotecnia. A lo que se suma la tecnología que ha permitido desarrollar un sinfín de químicos de nombres impronunciables, los cuales atiborran a los productos procesados que se exhiben en los pasillos del supermercado y de los que Karina nos advierte; si bien estas sustancias logran prolongar la vida de los mismos, hacerlos más grandes o atractivos no son siempre la mejor opción para el organismo.

Lo preocupante es que por falta de información millones de familias en nuestro país todavía no sustituyen los refrescos y alimentos chatarra por alimentos más naturales que además de beneficiar su salud, terminarían por favorecer a su cartera. Con la ayuda de *El arte de la vida sana*.

Tu guía de nutrición para el cuerpo y el espíritu, —este libro donde aprendemos de vitaminas, antioxidantes, los alimentos y sus beneficios, entre muchas cosas más—, te invito a promover pequeños cambios alimenticios dentro de tu propio entorno. Todos estamos a bordo.

Hoy también gracias a la investigación, a la ciencia, al conocimiento de culturas milenarias y a quien lo difunde, sabemos cosas como que, por ejemplo, si te sientes cansado, estás irritable, notas tu vientre hinchado justo después de comer, utilizas la comida para aliviar penas o padeces gripa con frecuencia, tiene que ver con lo que le das de alimento a tu cuerpo, pues todo esto influye en tus emociones, autoestima y salud en general.

Karina, como muchos de nosotros a quienes nos apasiona este tema, se dio cuenta de que nada motiva más a cambiar un estilo de vida o una talla como la información. Y eso es lo valioso de este libro. Para su propia transformación y a base de experiencias personales la autora narra lo que tuvo que padecer, modificar y reaprender para sentirse fuerte, sana, segura de sí misma y llena de energía.

Estoy segura, querido lector, que al empaparte del contenido de las páginas de este libro tan completo, también te sentirás motivado tanto a poner en práctica su sabiduría como a difundirla.

GABY VARGAS

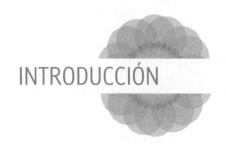

INTRODUCCIÓN

La comida lo cambia todo. Existe una conexión poderosa entre lo que comemos, cómo nos sentimos y la forma en que decidimos llevar nuestras vidas. Gracias a esta visión inicié, hace veinte años, el movimiento de nutrición integral, Integrative Nutrition, y en la actualidad se ha convertido en un movimiento masivo por la salud. En todo el mundo cada vez más personas abren los ojos ante la importancia de la educación nutricional.

Todavía en tiempos recientes se consideraba al concepto de *Health coaching* (asesoría en salud) como alternativo. Hoy en día se le considera el eslabón perdido de nuestro sistema de salud. En el sistema médico actual, prácticamente no se le dedica un solo momento a la discusión sobre el estilo de vida y la dieta cotidiana del paciente, pero eso está cambiando. Conforme la relación entre enfermedades que se pueden prevenir y el estilo de vida se hace patente, cada vez más profesionales de la salud recurren a asesores en nutrición bien capacitados para llenar ese vacío.

Un asesor en salud ofrece pasos sencillos de seguir orientados a llevar una vida más equilibrada, llena de alegría y de abundancia. Cuando la salud de las personas mejora, esto les confiere la seguridad para seguir la vida de sus sueños. Mi deseo es que logres poner al descubierto este proceso en tu vida y que lo compartas con otras personas.

Karina Velasco hace eso precisamente. Ella se ha convertido en miembro admirable de nuestra comunidad, se ha dedicado a transformar la salud y la felicidad en diversas partes del mundo. Como defensora de la salud, ella ha impulsado el efecto dominó llegando a más gente cada día. Su presencia y dedicación motiva y fascina (impulsa) a otras personas para que puedan llevar la mejor vida posible para ellos y sus familias. Saborea su libro. Podría cambiar tu vida.

JOSHUA ROSENTHAL

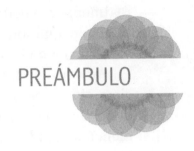

PREÁMBULO

Este libro representa una de mis más grandes ilusiones, ya que me permite compartir un pedacito de mi vida, las enseñanzas a las que he tenido acceso en cuanto a cómo nutrir el espíritu, la mente y el cuerpo, así como las vivencias que me han llevado a descubrirme como ser humano, a conocer mi cuerpo y a llevar una vida en balance, más productiva, sana y muy feliz.

Mi despertar a una vida sana y espiritual inicia en la infancia, ya que desde muy pequeña mis padres me inculcaron el conocimiento de diversas prácticas y disciplinas como yoga, kinestesia y sanación con energía y colores, así como la filosofía del budismo, entre otras. También tuve la oportunidad de conocer a reconocidos personajes relacionados con temas de salud y espiritualidad, como Deepak Chopra, Paulo Coelho y grandes maestros como Chris Griscom, el Maestro Maciel, Tony Karam y muchos otros que me guiaron en el descubrimiento de mí misma.

Durante años asistí a múltiples cursos explorando diferentes filosofías de vida, y fue en el año 2000 cuando realmente me dediqué de fondo a la filosofía Vedanta y al budismo, que son las filosofías de vida con las que más me identifico y que más resuenan con mi esencia.

Por otro lado, siempre he estado muy interesada en el ejercicio físico y en la alimentación sana, pero fue hasta 2008 cuando decidí practicarlo de manera formal y comencé a estudiar en el Instituto de Nutrición Integral en Nueva York. Ahí tuve oportunidad de aprender sobre nutrición holística, la cual tiene como principio cuidar la alimentación no sólo del cuerpo, sino también de la mente y del espíritu.

Me enorgullezco en decir que mis maestros han sido los más grandes innovadores en el mundo de la nutrición holística, como Joshua Rosenthal, fundador de esta escuela, que no sólo capacita a consultores de salud, sino que ha hecho que sus principios alimenticios se conviertan en un movimiento con tal fuerza, que incluso ha logrado cambiar legislaciones en los Estados Unidos relacionadas con la alimentación.

Grandes expertos en el tema como Deepak Chopra, Andrew Weil, David Wolfe, Barry Sears, Neil Barnard, Sally Fallon y Julia Cameron, entre muchos otros, nos compartieron su inestimable conocimiento, sobre todo el relacionado con teorías dietéticas y espirituales.

Estudié más de cien teorías y descubrí que cada uno de nosotros es único y, por lo tanto, existen sistemas que no funcionan igual para todas las personas. Por eso es muy difícil que cualquier dieta nos beneficie, si realmente no nos conocemos bien ni sabemos qué nos sirve y qué no. Lo que para mí es medicina, para ti puede ser veneno, ¡así de drástico!

Precisamente ahí está la labor de los consultores de salud, pues nuestro propósito es ayudar a las personas a que se conozcan a sí mismas y exploren diferentes posibilidades de estilo de vida, hasta que cada una descubra qué le funciona y con qué se siente cómoda y feliz.

En este libro exploraremos algunas de estas teorías, que son las más efectivas, pues son fácilmente adaptables a cualquier estilo de vida y tipo de cuerpo, además de sencillas de aplicar a la vida diaria.

Mi pasión por la nutrición se hizo tan fuerte, que después de concluir mis estudios en el Instituto de Nutrición Integral, continué con mi preparación como chef naturista, y estudié, también en Nueva York, en el Natural Gourmet Institute, bajo la batuta de Annemarie Colbin, una gran mujer argentino-americana, que fundó esta escuela hace 30 años, la cual se especializa en el efecto de los alimentos en el cuerpo y su uso como medicina y remedios naturales. Ahí fui entrenada para preparar comida cruda y viva, macrobiótica, vegana, vegetariana y repostería sana, entre otras prácticas. Además de aprender a elaborar alimentos medicinales para personas que padecen enfermedades como cáncer, osteoporosis y diabetes, entre otras.

Mi experiencia en ambas escuelas fue maravillosa y me enriqueció como ser humano de una forma muy profunda. Descubrir que una vida sana es todo un arte y comprender cómo el tipo y la calidad de los alimentos interfieren en nuestra mente, emociones y cuerpo, ha sido verdaderamente asombroso.

La nutrición es una ciencia que tiene tantas teorías, que podemos confundirnos muy fácilmente con la cantidad de información con la que somos bombardeados a diario a través de los medios, con los cientos de libros sobre dietas, consejos de familiares, amigos, médicos, y tantas promesas falsas para bajar de peso o sanar de manera instantánea alguna condición, que llega un momento en que no sabemos qué hacer, ni qué es cierto y qué no.

La única forma de estar sanos es a través del conocimiento de uno mismo, explorando diferentes teorías dietéticas y formas de vida, para que por medio de la conexión con el cuerpo y el desarrollo de la intuición, podamos conocer los principios que nos funcionan a cada quien.

En lo personal, las ventajas que me motivaron a elegir el estilo de vida que ahora llevo fueron estar sana, prevenir enfermedades, tener claridad mental, paz interior, balance y mucha energía. Confieso que no fue sencillo, pues me tomó muchos años de trabajo interno, aprendizaje, momentos buenos y otros de tristeza e introspección muy fuertes.

Esta guía te servirá como una introducción al arte de la vida sana, y te ayudará a que tu inicio en el camino del bienestar sea más fácil, que lo disfrutes y que te sientas apoyado con información sencilla y rápida que cambiará tu percepción acerca de la alimentación y de la salud.

Nunca es tarde para comenzar. Pregúntate todos los días: ¿qué puedo hacer hoy por mí? Y... ¡adelante!

PRIMERA PARTE

DE LA MENTE
A LA COCINA

1. LOS JEANS DEL PODER

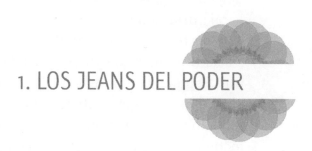

Si nada cambiara, no existirían las mariposas.

ANÓNIMO

Mi historia y mi relación con la comida comienzan de la manera en que generalmente nos sucede a todos: a través de nuestra madre. Crecí con leche materna, después con papillas y poco a poco fui probando nuevos alimentos. En casa me desenvolví con la afortunada costumbre de comer en familia, conviviendo y alimentándonos de una manera muy nutritiva, con comida sana.

En mi pubertad, la imagen corporal se convirtió en una prioridad. A los 14 años comencé a trabajar en teatro y en algunos programas de televisión, y mi imagen era sumamente importante. Yo quería saber cuál era el prototipo de las mujeres más atractivas; veía revistas con fotografías de modelos como Cindy Crowford y Claudia Schiffer, o actrices y cantantes como Thalía, quienes tenían cuerpos y rostros perfectos. Así, los medios vendían la idea de lo que era una mujer bella y perfecta, e inconscientemente yo pensaba que sólo iba a ser feliz si tenía ciertas características físicas, complexión, altura y peso. Creía que ése era el único concepto de belleza, por lo que estar sumamente delgada se convirtió en mi aspiración y meta.

Naturalmente, con los años comenzaron a gustarme los jóvenes del sexo opuesto. Recuerdo una ocasión en que iba a asistir a una fiesta y me quería ver increíble, así que fui a una tienda a comprarme unos jeans. Me probé muchos de ellos, hasta que encontré los que me hicieron sentir como modelo de pasarela. Eran unos jeans que se ajustaban perfectamente a mi cuerpo y me hacían ver muy bien, incluso bajo las espantosas luces del probador.

Aunque sea difícil de creer, ésa fue una de las experiencias más extraordinarias de mi vida; en ese momento conocí la iluminación y la felicidad total. Sí, así es la adolescencia.

Estaba tan contenta con esos jeans, que me miraba y me sentía la más guapa e inteligente, que tenía el poder y la motivación para mover al mundo y lograr lo que fuera, ¡era la reina del universo!

Eran los jeans perfectos: ajustaban y moldeaban mi figura. Eran mis jeans del poder, los jeans con los que podía hacer lo que quisiera, los jeans con los que podía conquistar a quien me gustara, los jeans de mis sueños…

¡Pero un día esos jeans se convirtieron en la más terrible de mis pesadillas!

Así es, la pesadilla que comienza cuando esos jeans que tanto amas ya no te entran.

Y esa pesadilla se prolongó por muchos años, en los que puse en práctica todo tipo de recomendaciones y estrategias para que los jeans siguieran entrando. Aquí van algunas de ellas:

- Usar aceite de bebé en las piernas y, ¡listo!, suben como mantequilla.

- Otra muy eficiente, que además es buena para quemar calorías, es echarse unos diez brinquitos de un lado a otro, mientras se jalan los jeans, hasta que suban.
- Para el abdomen este remedio es ideal: sumes la panza lo más que puedas mientras detienes la respiración hasta que cierran los jeans. Sólo que debes tener cuidado, ya que esta práctica normalmente genera mareos, sudoración y hasta desmayos.
- Otra recomendación, que es de mis favoritas, es de mi amiga la Señorita Sonrisa. Dice así: haces todo el esfuerzo para que te cierren los jeans, hasta romperte un par de uñas, excelente pretexto para ir al salón de belleza a hacerte un manicure.

En fin, hacemos todo lo posible para que nos sigan entrando esos jeans, cuando en realidad lo que debemos hacer es aceptar los cambios naturales que va teniendo el cuerpo con el paso de los años, además de estar conscientes de que lo que vemos en las revistas o en los medios ¡no es real!

Mi iniciación en el mundo de las dietas se dio a través de la observación de lo que hacían las mujeres adultas para verse bien. Comencé a escuchar repetidamente palabras como: dieta, masaje reductivo, pastillas, evitar comer, vomitar y cirugía estética. De estos remedios, las dietas fue lo que me pareció más lógico y fácil de aplicar (¡y menos drástico!), aunque en realidad no sabía bien ni cómo se hacían, ni en qué consistían, pero decidí practicar una de ellas para experimentar sus resultados.

Así, comencé la dieta número 1, que se basaba en comer lo mismo que siempre había comido, pero diciéndole a todo el mundo que estaba a dieta, lo cual me hacía sentir importante. A esa edad todavía estaba muy delgada y nada me engordaba, o más bien a nada le daba el poder de engordarme.

A los 16 años me fui a estudiar a Suiza y mi alimentación cambió radicalmente: de la comida muy sana que acostumbraba en casa (verduras, granos y proteínas), a papas, crema, chocolate y leche. ¡Subí 12 kilos! Me sentía como una auténtica vaca suiza en plena pubertad.

Recuerdo la primera humillación que sufrí cuando regresé. El abuelo de un amigo se acercó a mí, me tomó los cachetes y me dijo: "¡Cómo has embarnecido!" Y mi amigo soltó una carcajada y dijo: "¿Así se le dice ahora a la gordura?" Me sentí fatal; en ese momento perdí toda mi autoestima. Fui corriendo a mi clóset, y entre lágrimas traté de demostrarme lo contrario: me probé mis jeans favoritos, aquellos que amaba y que me quedaban estupendos antes de irme a estudiar al extranjero y, ¡oh, sorpresa!, ni siquiera me subían más allá de las rodillas, y ninguna de mis antiguas tácticas funcionó para que me quedaran.

En ese momento comenzó mi tormento por el peso; odié mi cuerpo y más me odié a mí misma por haberme permitido comer tanto.

Decidí hacer dieta para bajar los kilos que había subido. Una amiga me pasó la dieta que su mamá realizaba, la cual consistía en no comer grasas, harinas, azúcares, frutas, carbohidratos y nada de nada. Una dieta de susto, y más porque a esa edad se necesitan todos los grupos de alimentos para estar saludable y ayudar al proceso de crecimiento. Por suerte aquí sigo sana y salva.

Esto fue el comienzo del círculo vicioso más grande que he vivido. Las dietas se convirtieron en una droga que necesitaba, en un reto, una competencia que quería ganar. ¿Cuál era la dieta más difícil? Tres kilos es poco. ¿Puedo bajar ocho? Quiero ser la más flaca de mis amigas. Quiero que la gente me felicite. Y así, esta obsesión comenzó a consumirme; cuando lograba bajar de peso me sentía triunfadora, pero sólo por un instante, pues siempre terminaba frente al espejo viéndome gorda y desdichada.

Siempre he sido muy disciplinada, así que fue sencillo comenzar las dietas. Se me hizo costumbre cuidarme de lunes a sábado, cuando sólo comía ensaladas sin aderezo, pescado a la plancha, verduras, algo de arroz, tortillas y muy poca fruta. Pero como el domingo era mi día libre, comía hasta que tenía la sensación de querer vomitar de tanta azúcar, chocolates, papas y dulces que tenía dentro; aprovechaba para comer todo lo que no podía durante la semana y terminaba con dolor de estómago, acidez, problemas en la piel y, en muchas ocasiones con, vómito y diarrea.

Los lunes comenzaba de nuevo la súper dieta para bajar los 600 gramos que había subido el domingo.

Mi adicción al ejercicio se volvió igual de fuerte y comencé a dedicarle tres horas diarias. Mi intención era quemar grasa y las 300 calorías adicionales que podrían ayudarme a bajar un gramo más de lo que me había comido. Me subía a la caminadora y hacía cuentas de las calorías que había quemado para poder consumirlas. Ir al gimnasio era un reto, porque mi intención era bajar de peso, más que estar sana o disfrutar el ejercicio.

A los 18 años tuve la primera serie de desajustes, síntomas y avisos de que mi alimentación no era la correcta. Me encontraron quistes en los ovarios, uno de ellos del tamaño de una uva; ya era necesario extraerlo quirúrgicamente. Comencé a tener gripas cada dos semanas y unos cólicos que sentía que me moría del dolor; me costaba trabajo dormir, no tenía energía y estaba anémica. En el gimnasio no rendía bien e incluso mis entrenadores me recomendaron reposo.

Me asusté mucho, y por primera vez estuve consciente de mi salud. Busqué apoyo con dos expertos que eran amigos de mis padres, quienes se dedican a la sanación holística; ellos me ayudaron a curarme. Han sido clave en mi vida, ya que me llevaron al camino en el que ahora me encuentro.

El maestro Miguel Ángel Maciel, que tiene el don de sanar a la gente a través de la alimentación y con un trabajo energético muy elevado, fue quien me quitó los quistes sin necesidad de recurrir a una intervención quirúrgica, sino por medio de curación energética y dieta vegetariana por dos meses a base de hierbas, suplementos y comida muy específica. Desde que realicé aquella dieta ya nunca volví a incluir la carne roja ni de pollo en mi alimentación.

Ese mismo año tomé el curso de "Conciencia de salud", con Martha Sánchez Navarro; ahí conocí el efecto que tienen las emociones en el cuerpo físico y cómo se manifiestan a través de enfermedades y dolores.

En 1993 comencé mi carrera en televisión de manera profesional. La presión por lucir delgada era extrema, pues, como es bien sabido, la televisión tiene un efecto que parece que pesas cinco kilos más. Cuando se trabaja en televisión se vive en el ojo del huracán, siendo juzgada por los medios, el público y los compañeros de trabajo, que son implacables al momento de criticar cómo eres, cuánto pesas, qué te pones y qué dices.

Así que me la pasé haciendo dietas sin comer grasas, azúcar o harinas hasta el año 2001. ¡Ocho años a dieta! Y, como ya estaba acostumbrada, un día a la semana me permitía comer compulsivamente.

Los años en televisión me dieron muchas cosas positivas y los disfruté enormemente, pero a cambio de un sacrificio que consistía en estar sumamente preocupada por mi imagen, dedicándome a hacer horas de ejercicio, dietas, masajes reductivos y destinando mucha energía a mi cuerpo con la intención de verme delgada, sin poner atención a mi salud.

Nunca fui presionada por mis jefes para estar delgada... era parte del trabajo, pero una vez, uno de los ejecutivos de la televisora me llamó a su oficina y me preguntó muy amablemente si estaría interesada en hacer un *upgrade* con mi imagen. Por supuesto que me emocioné; me imaginé ropa nueva, maquillaje, corte de pelo ¡y todo gratis! Efectivamente, eso fue lo que me ofreció, pero también una operación de busto a una talla más; me pidió que enseñara más las piernas y me dijo: "Ya te ves un poco pasadita de peso, te necesitamos en los huesos".

En ese momento me sentí como un volcán a punto de explotar, pero tenía que calmarme, así que respiré hondo, lo miré detenidamente, le sonreí y muy segura le dije que me habían contratado por mi talento y no por mi apariencia, que aceptaba el cambio de imagen, pero no la cirugía plástica; salí de su oficina aparentemente tranquila, hasta que llegué al baño más cercano y me solté a llorar sin parar, del coraje, la impotencia y la falta de respeto. Qué humillación, estaba indignada, qué manera de hacerme sentir que no valía absolutamente nada, que mi talento no servía, que para ellos yo sólo representaba un pedazo de carne y un objeto sexual.

En ese momento pasé por una etapa de rebeldía en la que me descuidé un poco para demostrarle a la gente que lo importante es quién eres y no tu cuerpo. Mas luego me di cuenta de que no iba a ganar nada haciendo esto; lo único que iba a conseguir era que me corrieran. Aprendí que parte del precio de trabajar en televisión es verse bien, así que empecé a usar sostenes con relleno, minifalda, seguí dietas extremas, comiendo chayotes, atún en agua y té durante meses. Comencé a inyectarme para bajar de peso, además de hacerme todo tipo de tratamientos, como masajes reductivos, vendas reductivas, pastillas mágicas y, claro, entrenador personal en el gimnasio cinco veces a la semana.

Me costó mucho dinero y dolor bajar de peso; había días en que no me podía poner minifaldas y ni siquiera tocarme las piernas, porque estaban completamente moreteadas y adoloridas después de tantos tratamientos y piquetazos.

A pesar de tanto dolor físico y emocional, llegué a mi meta en sólo un par de meses, pues logré pesar otra vez 49 kilos y usar talla 2, pero ¿a qué costo? Me sentía fatal, como un objeto, sin energía, con la autoestima en el piso y con unos dolores horribles en las piernas. Me veía en el espejo y no estaba contenta; sentía la necesidad de continuar bajando de peso porque, según yo, seguía gorda. Me sentía tan vacía y con una tristeza tan profunda, que el bajar de peso se volvió una obsesión. Muchas personas me comentaban que me veía muy delgada y muy bien, los medios de comunicación hablaban maravillas de mí y los ejecutivos estaban tan felices.

Así me llevé meses, sintiéndome cada día peor. Pero en un momento de iluminación me di cuenta de que mi salud física, emocional y mental estaba en riesgo; los niveles de presión y mi frustración eran tan fuertes, que renuncié y salí huyendo de México y de la televisión.

Decidí irme a París a estudiar francés y arte por seis meses. Finalmente me pude liberar y disfruté de la vida comiendo absolutamente todo lo que había tenido prohibido durante años; volví a comer cosas dulces, mantequilla, pan, queso, vino y todo tipo de pasteles y chocolates, que son tan famosos en Francia. ¡Me sentía en el cielo! Sin presiones y viviendo como gente normal, sin ser observada y juzgada todo el día por otros.

A mi regreso a México me di cuenta de que la salud es muy importante y me prometí que no volvería a hacer ninguna dieta extrema y tampoco a comer en exceso; así que opté por ir con un nutriólogo tradicional que me supervisara y me ayudara bajar de peso sin necesidad de afectar mi salud ni de morirme de hambre. Así bajé los siete kilos que había subido en París, comiendo muy bien y en abundancia, y lo mejor es que me sentía con mucha energía y muy sana.

Sí, físicamente estaba muy sana y muy delgada, pero no me sentía tan feliz; era una forma de comer muy estricta, monótona y casi no tenía opciones para ordenar en restaurantes.

Y eso me llevó a recaer en la adicción y a tener esa especial sensación de ganarle a la dieta, que se hizo tan grande, que sólo me interesaba seguir perdiendo kilos, aunque ya estaba en mi peso adecuado.

En 2003 contraje matrimonio, y como regalo de bodas me hice una liposucción para deshacerme de las chaparreras que con ninguna dieta ni tratamiento podía eliminar. La liposucción fue un gran error y un aprendizaje muy aleccionador en mi vida, nunca había sentido tanto dolor. La anestesia me cayó pésimamente y tardé mucho en recuperarme de ella. Los residuos me afectaron física y mentalmente por meses, mis piernas estaban del color del carbón, dejé de sentir el coxis y la parte baja de la espalda por dos años y mi agilidad en yoga se redujo 50 por ciento.

> La sensación de ganarle a la dieta se hizo tan grande que sólo me interesaba seguir perdiendo kilos

Definitivamente logré lo que pretendía, y lucí espectacular en mi boda, así como en la luna de miel. Me sentí la mujer más feliz y con el mejor cuerpo, pero esa satisfacción sólo duró seis meses, ya que comencé a subir de peso, pero esta vez la grasa ya no se acumuló en las chaparreras, sino que se distribuyó en las pompas, en los brazos y en la parte interior de las piernas. Es natural que esto suceda después de una liposucción; la grasa no se elimina, sólo se redistribuye.

Saqué de nuevo mis fabulosos jeans, me los probé y ¡otra vez ya no me entraron! Sentí una enorme frustración y una gran rabia al darme cuenta de que a pesar de años de tanto esfuerzo entre dietas, tratamientos y liposucción, seguía en el mismo lugar.

Dicen que los momentos más difíciles de los seres humanos suceden cuando tocamos fondo, ya que nos hacen reaccionar para no seguir cometiendo los mismos errores una y otra vez. Yo toqué fondo.

Me prometí no volver a hacer dietas. Me fui a vivir a Vancouver y dejé los medios de comunicación. En los dos años que estuve allá subí 11 kilos, comía todo lo que quería y me hice a la idea de ser una gordita feliz.

Creí que ésa era la forma de liberarme del círculo vicioso en el que había estado atrapada por años, pero no me sentía bien conmigo misma; me creía fracasada. Dejé de ir de compras porque quería seguir usando talla 4, cuando en realidad ya era talla 6. Dejé de hacer ejercicio y yoga, y tuve una fuerte depresión por más de cuatro meses. Me alejé de México, de mis amigos y de mi familia; me sentía cansada, sin energía y abrumada mentalmente.

Mi naturaleza siempre ha sido optimista y luchona, así que llegó un momento en que me cansé de sufrir y decidí ponerme la pila; volví al yoga y poco a poco comencé a sentirme mejor. Descubrí y puse en práctica la teoría dietética de *La Zona* y logré bajar seis kilos, así como tener más energía y motivación.

La motivación por la salud y el bienestar emocional comenzó a ser mi propósito para estar en balance; todo en mi vida comenzó a cambiar, empecé a leer libros de teorías dietéticas y desintoxicación, mismas que he estado practicando en los últimos años. No es casualidad que en el instante en que decidí ejercitarme, comer sanamente y cultivar mi espíritu, pude salir de la terrible depresión en la que me encontraba.

En 2006 me mudé a Los Ángeles y regresé a trabajar en televisión. Por primera vez, después de cinco años, y esta vez sin importarme el peso y sin presiones, me sentí muy bien, y finalmente acepté mi cuerpo, aunque no estaba en mi peso ideal. Me tardé unos meses en bajar los kilos de más, ya que emocionalmente estaba pasando por momentos muy difíciles.

Cuando comencé a estudiar nutrición holística, mi vida dio un cambio drástico y fue entonces que fui descubriendo la nutrición integral y experimentando diferentes teorías desde otra perspectiva: de la salud y el bienestar. Así regresé a mi talla y peso ideales de acuerdo con mi edad y estatura, y por primera vez en mi vida, a mis 35 años, me siento mejor que nunca, segura, feliz, en paz conmigo misma y aceptando mi cuerpo como es y, sobre todo, materializando mis sueños y mi mayor potencial como ser humano.

Debo confesar que mi problema con la imagen corporal continúa, así como la tentación de volver a practicar dietas y caer en desórdenes alimenticios. Sucede como a los alcohólicos o adictos, que siempre tienen latente el riesgo de regresar al vicio, porque son creencias tan arraigadas, que resultan difíciles de eliminar; se requiere de un trabajo continuo, a través de técnicas de respiración, sustitución de pensamientos y fe, para que esas creencias se transformen y se logre la paz.

Durante meses es posible olvidar que todavía se tienen problemas con la imagen, pero de pronto surgen situaciones que sacan de balance. Hace poco tiempo, un periodista me comentó que me había visto con unos kilos de más, porque en uno de mis reportajes en televisión se me ocurrió vestirme con una camiseta holgada; eso me llevó a sentirme insegura, y por un momento pensé en hacerme algún tratamiento o dieta para bajar de peso, pero afortunadamente pude superar ese episodio y logré seguir mi vida feliz y en balance, en vez de recaer.

Fuerza de voluntad, estar consciente de que yo manejo mi mente, y no la mente a mí, y aprender a no tomar como algo personal los comentarios y las opiniones de la gente, me ayudó a superar ese momento tan incómodo y a manejar mi ansiedad, sin necesidad de ir corriendo al refrigerador a atiborrarme con todo lo que hay adentro o, al revés, a dejar de comer por varias días.

Siempre pienso que en cualquier momento puedo recaer, y esta fortaleza que ha crecido en mí es lo que me mantiene en el tren del bienestar.

A mis jeans les tengo una gratitud inmensa por todo lo que me han enseñado, como aceptarme tal cual soy y apreciar mi imagen. Esos jeans que de cierta forma representan la luz, el amor a la vida y mis sueños... esos jeans que dejaron de ser mi peor pesadilla.

El peso, la imagen y el cuerpo que tengas, son una consecuencia de tus pensamientos, creencias y estilo de vida. En este libro encontrarás valiosas recomendaciones que te ayudarán a liberarte para que encuentres la paz, el balance, el bienestar y la aceptación, a la vez que nutres tu espíritu y tu cuerpo. ¡Es maravilloso, lo vas a comprobar!

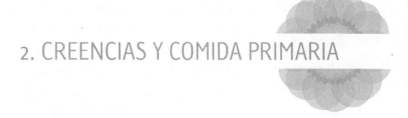

2. CREENCIAS Y COMIDA PRIMARIA

Tu manera de pensar, comportarte y alimentarte
puede influir en tu vida de 30 a 50 años.

DEEPAK CHOPRA

CREENCIAS

Vivimos tan condicionados y en una realidad que está
tan influenciada por la sociedad, la familia, la religión y
el gobierno, que muchas veces no vemos la verdad. Cuando comenzamos a cuestionarnos, abrimos nuestra mente a
un nivel de conciencia más elevado, y es cuando realmente nos damos cuenta de que no todo lo que pensamos es
cierto o correcto, que la manera en que vemos al mundo
en realidad no es nuestra propia apreciación, sino que estamos predispuestos y limitados a percibir el mundo de
cierto modo. Al percatarnos de esto, es cuando la mente se
comienza a liberar, nos sentimos más livianos y nos abrimos a nuevas alternativas que nos benefician y nos ayudan
a crecer, y dejamos de seguir atados a lo que se convierte
en obstáculos para la evolución.

El primer paso hacia la libertad es dejar ir todas aquellas creencias que no son propias, esa percepción que se

fue arraigando firmemente a base repeticiones, generalmente por parte de padres, maestros, hermanos, amigos y parejas.

Es fundamental romper las creencias que no nos benefician y que bloquean el proceso de crecimiento individual. Un sistema de alimentación sano, así como llevar a cabo dietas de desintoxicación, ayuda a que el cuerpo se acerque más a su esencia y que dejemos de escuchar a la mente y a las emociones, y nos conectemos con lo que somos, con nuestro verdadero ser. En ese momento comienzan a darse los cambios y se inicia el proceso de depuración de los patrones y las creencias que ya no nos pertenecen.

En lo personal, en los últimos tres años he logrado romper con muchas de estas creencias. Una de las más importantes está relacionada con mi trabajo. Antes pensaba que mi imagen era más importante que mi talento, y que si no estaba delgada y lucía perfecta, no tendría empleo. Esta creencia me limitó durante mucho tiempo; además, yo misma empecé a atraer esa situación. Y es que así funciona: es la Ley de la Atracción en plena acción. Pero cuando rompí con esa creencia, precisamente cuando acababa de regresar de Los Ángeles, en menos de un mes ya tenía trabajo en radio y televisión. Esto me ha permitido ser más auténtica y más libre, y he empezado a atraer lo que realmente quería, y no lo que temía, y ahora tengo la confianza y la seguridad de que mi trabajo es el resultado de la preparación y la experiencia, y que nada tiene que ver con mi talla.

Lo que decidas creer, sea lo que sea, debe tener un fin: que sea para tu beneficio y que te haga sentir bien, en vez de que te llene de culpa o de miedo. Es cierto, no es sencillo romper con las creencias, pues estamos muy condicionados a buscar la aceptación de los demás, lo que nos lleva a pensar que si somos diferentes, que si tenemos una visión del mundo distinta a la del resto de la gente, entonces estamos equivocados y seremos juzgados. Pero, al fin y al cabo, lo único que nos debe interesar es quién es el que sufre o es feliz. Y esa respuesta la conoces bien: tú y sólo tú.

Cuando comienzas a romper con patrones, sientes un inmenso alivio; es como si te conectaras con una fuerza y una fe que te dice que todo es posible en tu vida y que no hay por qué limitarse o tener miedo.

El miedo es lo que nos paraliza; la mente nos manipula, porque el ego no quiere dejar ir esos patrones que le sirven para sufrir.

¿A qué tenemos miedo? Miedo a lo desconocido, miedo a la aceptación, miedo a ver nuestro inmenso poder y potencial, miedo a darnos cuenta de que no tenemos límites, miedo a dar amor sin ser rechazados, miedo a los juegos de poder, miedo a los juegos del amor, miedo a sentir que no merecemos.

Cuando el miedo se apodera de nosotros, escuchamos y prestamos atención a todas aquellas voces que no son propias, que pertenecen a amigos, hermanos, padres, y parejas; esas voces terminan por volver a someternos a la lucha por la libertad.

Tenemos miedo porque carecemos de fe y de amor propio, porque fuimos educados para sufrir y para el sacrificio y la culpa.

Imagina que comienzas una carrera de obstáculos, y tu meta es terminarla en determinado tiempo y librando todas las trampas. Entrenaste, te visualizaste, sabes que tienes el potencial para lograrlo y que cuentas con el apoyo del público, lo que te hace tener fe en ti y creer que puedes lograrlo. Comienzas la carrera confiado, positivo, preparado y enfocado en tu objetivo. Por lo tanto, triunfas, logras lo que habías visualizado e incluso superas el tiempo que tenías programado, y eso te hace sentir feliz, exitoso, sin límites y con un mundo de posibilidades.

Pero, por el contrario, ¿qué sucede si comienzas la carrera inseguro, incómodo de que la gente te desapruebe, con miedo de que los otros competidores te juzguen y enfocándote únicamente en el qué dirán? Bueno, es probable que veas los obstáculos más altos de lo que esperabas, que te distraigas por estar al pendiente de los demás y pierdas el enfoque en la meta, que tropieces con un obstáculo y caigas, y que termines lamentándote y sin terminar la carrera. Y, además, que ya nunca quieras volver a participar en una carrera por miedo al fracaso.

> Tenemos oportunidades todos los días para romper con las creencias y para dejar ir los miedos.

Nuestra vida tiene un camino: todos tenemos metas y si nos dejamos distraer por los obstáculos que se presenten o por el qué dirán, no vamos a llegar adonde queremos. También es importante tener gente a nuestro alrededor que crea en nosotros, que nos respete, que nos apoye y que nos ame tal como somos.

Existe un sinfín de posibilidades y diferentes maneras de crear tu propia vida tomando responsabilidad por tus acciones y pensamientos. Tenemos oportunidades todos los días para romper con las creencias y para dejar ir los miedos.

Hace unos meses, cuando estaba por abordar un avión con destino a Nueva York, me percaté de que el asiento que me correspondía era el 23B, y de pronto sentí pánico al saber que estaba en medio de otros dos, pues me provocó claustrofobia y miedo. Así que cuando subí al avión ya llevaba diseñado un argumento para pedir que me cambiara su lugar la persona que fuera en el asiento del pasillo. Me sorprendí en mi trampa, y pensé que nuevamente estaba bloqueando mi crecimiento y dejando ir una oportunidad para erradicar un miedo. Recordé la frase de Benjamin

Franklin: "Haz algo que te dé miedo todo los días". Fue entonces cuando respiré profundamente y me encaminé a mi asiento; de repente vi al hombre más guapo que había visto en muchos años, con un gran parecido a Brad Pitt, pero más joven, divino, sentado en el asiento 23A. Me ubiqué en el lugar que me correspondía, al lado de él, y pensé que de ninguna manera dejaría ir la oportunidad de conocerlo, y de paso aprovechar para deshacerme de un miedo. Así, con esta experiencia pude conocer a Jonás, un hombre noruego, guapísimo e inteligente, que no acabó siendo un romance, pero que fue mi ángel que me ayudó a superar un momento difícil y dejar ir un miedo.

Todo en la vida sucede por una razón. Siempre surgen oportunidades y personas que nos ayudan a superar momentos difíciles y a tener la oportunidad de crecer. La cuestión es reconocerlas y aprovecharlas.

Estamos en el mundo simplemente para ser felices, amorosos, libres y auténticos. La mentira, el miedo y las creencias nos bloquean para lograrlo.

Nuestro cuerpo, al igual que nuestra vida, es creado por nuestra mente; si tenemos creencias en el sentido de que no somos bellos ni sanos, ésa será la orden que le daremos a la mente, y la seguirá.

Para esto es muy efectivo repetir decretos y afirmaciones positivos, por ejemplo:

- Me siento sano, ligero y lleno de energía.
- Mi cuerpo es perfecto.
- Mi cuerpo es bello.
- Soy poderoso y vibrante.
- Tengo el peso ideal.

Es muy importante hacerlo con fe y desde nuestro interior. Si no, volveremos a engañarnos.

Tener una actitud positiva también es importante, así como evitar asumir en el papel de víctima. En mi trabajo como nutrióloga holística, es común comprobar que lo primero que hacen algunos de mis clientes es quejarse de su vida, de su cuerpo y de las enfermedades o achaques que padecen, sin darse cuenta de que lo que están haciendo es darle poder a esas emociones y a esos pensamientos negativos. Recuerda siempre: lo que resistes, persiste.

Dejar ir las creencias y las programaciones negativas y limitadoras, no sólo es fundamental para ser mejores personas, sino para la evolución de la humanidad, para redescubrir nuestro potencial como especie y conectarnos de nuevo con la luz.

CREENCIAS ALIMENTICIAS

Las creencias que tenemos acerca de la alimentación también tienen un impacto muy poderoso en nuestra vida.

Comúnmente, el primer contacto que tenemos con los alimentos es a través de la lactancia materna. Durante meses nos sentimos seguros nutriéndonos de una manera natural que nos alimenta en todos los aspectos: física, espiritual y emocionalmente. Es por esto que, incluso en la etapa adulta, cuando abrazamos a nuestra madre sentimos una gran paz, seguridad y amor incondicional, que nadie más nos puede dar.

Durante nuestra niñez comenzamos a experimentar con diferentes alimentos, explorando sabores, texturas, colores y olores; así decidimos qué nos gusta y qué nos disgusta. Desde ese momento pueden manifestarse fobias a determinados alimentos; en algunas personas permanecen por muchos años y no se liberan de ellas hasta que deciden arriesgarse a probar nuevamente esos alimentos.

Romper con esos patrones y disfrutar de la variedad de alimentos que nos ofrece la naturaleza enriquecerá nuestra vida de una manera extraordinaria.

COMIDA PRIMARIA 🪷

Las nuevas corrientes de nutrición y los nutriólogos holísticos han llegado a la conclusión de que para ser una persona sana es fundamental considerar que todo lo que sucede en su vida tiene una conexión y afecta al entorno. Por ejemplo, si yo me siento muy frustrada en mis relaciones personales y no hago nada más que quejarme y sentirme enojada, puedo estar comiendo de maravilla y haciendo ejercicio físico de manera frecuente, pero no voy a estar bien físicamente.

En una temporada de mi vida, la frustración que sentía por no tener trabajo en los medios, que era lo que me gustaba, era tan fuerte, que a pesar de comer de manera sana, de hacer yoga y de practicar otro tipo de ejercicio físico, no lograba bajar de peso y me sentía con falta de energía.

Como decía, todo lo que hacemos nos afecta integralmente; por eso es importante no sólo nutrirnos físicamente, sino también de manera espiritual y emocional.

Los seres humanos tenemos hambre de vida, lo que puede significar proyectos nuevos, aventuras, aprendizaje, realización, expresión, amor, diversión, arte, éxito, intimidad, crecimiento espiritual y muchos factores más.

Cultivar la nutrición en todas las áreas de la vida es lo que crea un balance en nuestro cuerpo. La energía de los diferentes tipos de comida primaria se complementa, y si descuidamos u olvidamos una de ellas, es posible que afecte al resto.

Nuestra comida primaria abarca las relaciones personales y amorosas, el trabajo y el éxito en la carrera, la espiritualidad y la actividad física. Y, en realidad, la alimentación física es la comida complementaria o secundaria.

❧ RELACIONES PERSONALES

Las relaciones personales constituyen uno de los aspectos más importantes que hay que cultivar como parte de nuestra comida primaria.

En la actualidad los seres humanos nos hemos convertido en lo que hacemos y no en lo que somos; se nos ha olvidado el verdadero valor de la humanidad, que es el amor. Absolutamente todo lo que hacemos en la vida debe estar enfocado a ser, a dar y a recibir amor: la aceptación, la fama, las relaciones, el arte, la espiritualidad, el éxito y el dinero, todo basado en el principio del amor.

¿Cuántas veces nos hemos sentido tristes o solos, y lo primero que nos viene a la mente es correr a la cocina a buscar helado o pastel para atiborrarnos? En esos momentos es muy fácil comer emocionalmente, ya que tratamos de llenar con comida el vacío de amor, contacto, comprensión o compañía que necesitamos.

Comer emocionalmente genera una terrible sensación, ya que primero nos hace sentir muy bien y es posible disfrutar de una bolsa entera de galletas de chocolate, pero después nos entra una enorme culpabilidad, y la culpa es uno de los más grandes bloqueos que podemos tener para lograr bajar de peso.

Por eso es tan importante ver la comida como lo que es: sustancias alimenticias para nutrir el cuerpo, y no un mecanismo para llenar nuestros malestares emocionales.

Emociones como ira, tristeza, decepción y depresión fomentan la búsqueda de satisfacción a través de la comida, y es difícil llevar una vida sana cuando la raíz del problema viene de la comida primaria, por eso es tan importante cultivarla y ver el fondo de las cosas.

Un factor fundamental de las relaciones personales es la amistad.

Los tiempos actuales nos llevan a vivir progresivamente más asilados, al utilizar sistemas de comunicación como Internet, BlackBerry e iPhone, entre otros, que hacen que cada vez sea menos común el contacto directo y humano.

Disfruto enormemente las películas de los años cincuenta o sesenta, en las cuales es posible ver el romanticismo de parejas de esa época, que se enamoraban a través de cartas llenas de tiernas palabras, llamadas telefónicas, citas y encuentros. Ahora la comunicación se limita a mensajes de texto o correos electrónicos, muchas veces abreviados, olvidándonos de la importancia de nutrirnos a través del contacto humano, de la palabra hablada, escuchando la voz y la vibración de la persona, conviviendo realmente, dedicándole tiempo y prestando atención al amigo, es decir, estando presentes.

En diversas ocasiones hacemos amigos por soledad y elegimos amistades que no nos benefician, que nos minimizan o nos tratan con falta de respeto. Rodearnos de gente que no nos apoya ni nos aprecia es una pérdida de tiempo.

Debemos ser selectivos con nuestras amistades, elegir cuidadosamente con quién compartimos nuestra energía, nuestra esencia y parte de nuestra vida, y optar por amigos que nos entiendan, respeten, apoyen y quieran.

La amistad es una forma de nutrición que, al igual que la comida, hay que buscar la que sea de mejor calidad. Bien dice el dicho: "Dime con quién andas y te diré quién eres".

En lo personal, me causa una gran fascinación conocer gente nueva. Me inspira, me mueve y me cautiva escuchar historias y diferentes puntos de vista del mundo; por eso me encanta hacer entrevistas. Siempre he estado abierta a las amistades nuevas y así he logrado hacer muy buenos amigos en todo el mundo, de los que he aprendido y me han estimulado a abrir la mente.

Existen amigos del alma, con los que sentimos una confianza y una conexión únicas; aunque no sea posible verlos frecuentemente, tenemos la seguridad de que siempre están presentes. Reconéctate con ellos, llámalos y mantente en contacto.

Te invito a que pienses en tres personas a las que quisieras acercarte, con las que te gustaría iniciar una nueva amistad o con quienes deseas reconectarte; verás que al hacerlo sentirás un inmenso gozo.

Recuerda que cada persona tiene su propio mundo y su propia historia; descubrirlos y compartirlos es un gran alimento para el alma.

🪷 AMOR

El amor es una energía universal que nos pertenece a todos y que nos permite desarrollar la infinita capacidad de dar y recibir. El amor no tiene límites, no tiene definición y está en todas partes.

Este sentimiento pude expresarse y sentirse hacia las demás personas, hacia nuestro planeta y, lo más importante, hacia uno mismo.

El amor es una fuerza renovadora. Nacemos del amor y crecemos expresando nuestro amor, siendo amor sin expectativas.

En lo personal, el amor más puro que he sentido en mi vida ha sido por mi sobrina Emma. Lo que un bebé nos puede hacer sentir es muy poderoso y logra despertar muchos sentimientos que se han ido durmiendo a través del tiempo, además de que nos permite recordar quiénes somos y nuestra verdadera esencia: seres llenos de luz, amor, dicha y pureza, viviendo el aquí y el ahora.

Cuando somos bebés, simplemente somos: exploramos y damos sin expectativas. La clase de amor que experimento con Emma es incondicional; no espero absolutamente nada de ella y el simple hecho de estar a su lado y recibir su energía y sus sonrisas me hace sentir amada, libre y muy en paz.

Conforme vamos creciendo y comienza el juego del poder entre compañeros de escuela, padres o maestros, nos vamos bloqueando, cerrando nuestro corazón y condicionando para recibir y dar amor. Así comienzan las expectativas y las promesas.

Ése es el inicio del juego del ego que nos lleva a limitar el amor, a esperar del amor, a no dar si no se recibe y a comenzar a catalogar nuestras relaciones: el hermano favorito, la mejor amiga, la pareja, el esposo, el cuate.

En nuestra cultura creemos que sufrimos por amor, pero la verdadera raíz del sufrimiento no es aquél, y nunca lo será. Sufrimos por creer que un sentimiento es amor, cuando en realidad se trata de enamoramiento, que es tan sólo una variedad del apego. A veces, ese supuesto amor es como una droga: nos vuelve adictos, y el ego quiere continuar sufriendo y viviendo en el desencanto, cuando el amor que es real es aquel que no tiene expectativas, el que fluye.

En el amor cada cosa ocupa su lugar y se restaura la armonía. Con nuestra limitada y condicionada mente pensamos que el amor es endeble y que nos debilita cuando sentimos que la persona a quien amamos no nos ama. La mayoría de las veces creemos amar a alguien y ese hecho lo confundimos con la necesidad de poseer a esa persona, de sentir que nos pertenece, cuando el verdadero amor tiene una esencia fundamental que es la libertad y siempre nos conduce a ella. Pero a veces nos sentimos atados a un amor. Si el amor nos lleva a la dependencia, no es amor, y al final nos consume.

La naturaleza del ser humano es amar a todos los seres vivos, desde el amor universal y no desde el apego; tenemos que aceptar que en los niveles profundos de amor nada se puede forzar y todo ciclo se debe cerrar cuando se cumple el objetivo de aprender de él.

El auténtico amor es la verdad. Confía en la verdad, ten fe. No tienes que ser como la princesa o el príncipe de los sueños: perfecta o perfecto. Tampoco tienes que pretender ser quien no eres. Sé tú mismo, ése es tu derecho sagrado.

Amor a uno mismo

Cuántas veces hemos sufrido por falta de amor hacia nosotros mismos. Cuando eso sucede, nos volvemos muy duros; nos juzgamos, nos maltratamos y pretendemos ser quienes realmente no somos, poniéndonos caparazones y jugando diferentes roles para complacer a los demás, para ser aceptados y amados, cuando eso necesariamente debe comenzar con nosotros mismos.

Aprender a conocernos implica tener momentos de introspección que nos lleven a descubrir y a trabajar en lo que no queremos en nuestra vida y a tener claro lo que sí queremos. Son momentos en los cuales nos conectamos con nuestra esencia y nuestra grandeza.

Muchos de mis clientes son hombres que se dedican en carne y hueso al trabajo, que se desconectan de su verdadera esencia. Para ellos no hay nada más importante que su vida laboral, el dinero, el poder y los compromisos sociales. Y así se van olvidando de sí mismos y descuidando su persona y a sus familias.

En mi práctica como nutrióloga holística me doy cuenta de que así como las madres se olvidan de sí mismas por su familia, los hombres lo hacen por su carrera profesional.

Generalmente, este tipo de ejecutivos a los que me refiero pasan el día ingiriendo comida chatarra en sus escritorios sin dejar por un momento sus actividades; trabajan más de diez horas sin hacer ejercicio y sin darse tiempo para la relajación; sus compromisos sociales los acuerdan en restaurantes o en bares, donde el exceso de comida o bebida les provoca a un desbalance. Por eso, hoy en día es común encontrar estadísticas que demuestran que jóvenes de treinta o cuarenta años de edad sufren ataques al corazón, ansiedad, obesidad y diabetes, todo generado por niveles muy altos de estrés y por descuidar la salud.

Por eso, cuando hablamos de relaciones personales, insisto en que la más importante es la relación con uno mismo, y es necesario cultivarla.

Buscar la felicidad y momentos de alegría es esencial para estar sanos y sonreír.

En las clases de comida primaria con mi maestro Rosenthal, frecuentemente hablamos de la manera en que el peso corporal está relacionado con la falta de amor hacia nosotros mismos y cómo lo usamos como protección para ciertas creencias. Por ejemplo:

- Si soy delgada y bella los hombres van a creer que soy tonta y me tratarán como un objeto sexual.
- Si me ven grande me van a respetar más y nadie va a querer verme la cara.
- Siento culpa por mi sexualidad, y el sobrepeso me protege. (Normalmente, cuando las creencias están relacionadas con el sexo, la grasa se acumula en la cadera.)

En el momento en que rechazamos estas creencias relacionadas con el amor y con nosotros mismos, también dejamos ir el exceso de peso.

Si te amas, vas a encontrar el amor. Acéptate como eres; lo que no se acepta no se puede transformar. Y la vida es una transformación constante.

Amor en pareja

Vivimos en una sociedad en la que crecemos con la idea de que para ser feliz se debe tener el amor de una pareja y encontrar a esa persona con la que se puede crecer, aprender, tener hijos y amar hasta que la muerte los separe.

La manera en que vivimos la vida ha cambiado mucho en los últimos años. Ya se acepta como un proceso natural mudarse varias veces de ciudad, de casa o de país, cambiar de profesión, tener diversas actividades a la vez o trabajar para diferentes empresas. Pero en lo que se refiere a las relaciones, tanto el divorcio como la soltería se consideran un fracaso, cuando simplemente hay personas que se sienten bien sin pareja y otras que necesitan una nueva relación para continuar su proceso de aprendizaje.

Vivimos tan condicionados a casarnos o a estar con alguien para toda la vida, que miles de personas aguantan abusos, violencia doméstica o verbal; matrimonios que viven tristeza, infelicidad y frustración, pero que mantienen su unión basada en un sinfín de pretextos como los hijos, la economía o cualquier otra cosa.

Por mucho tiempo, mi creencia en cuanto al matrimonio fue la misma que la de la mayoría de las mujeres latinas: es muy difícil encontrar al príncipe que será perfecto para ti, pero una vez que lo encuentres y te cases, serás feliz por siempre.

Tenemos esa ilusión de que todo mejorará cuando nos casemos y que seremos felices para toda la vida. Y nadie nos cuenta la realidad; pero ése ya es tema para otro libro. Recuerdo que cuando yo me iba a casar, un amigo me dijo:

"Cásate sólo si el 70 por ciento de la felicidad depende de ti". Y es muy cierto, porque acostumbramos dejar la responsabilidad de nuestra felicidad a otra persona, cuando nadie nos puede hacer felices si no lo somos con nosotros mismos.

Las relaciones personales, en general, son complicadas y requieren mucho esfuerzo, tolerancia, paciencia y entendimiento. Pueden llegar a afectarnos de una manera muy profunda; a veces hacen que nos olvidemos de nuestra esencia, poniendo la atención en el otro y dejando de lado nuestros sueños, nuestra vida, nuestros deseos y nuestro bienestar personal.

Sin embargo, ¿cómo vas a poder ayudar y a hacer feliz a otra persona si estás enfermo, triste, frustrado y confundido?

Las relaciones en pareja a veces no funcionan porque estamos diseñados para compartir y dar amor a otras personas antes que a nosotros mismos.

Observa lo que sucede cuando se tiene un amplio grupo de amigos. Con algunos se comparte diversión, con otros espiritualidad, secretos, conocimientos, experiencias, en fin; nos rodeamos de un grupo con el que se intercambia apoyo y amistad. ¿Y qué sucede cuando alguien se enamora e inicia una relación de pareja? Lo más común es que deje de frecuentar a su grupo de amigos y ponga todas sus expectativas en la pareja, y pretenda que ésta cubra todo lo que compartía con los amigos, cuando es imposible que una sola persona abarque lo que aportaban veinte o treinta personas distintas.

> Nadie nos puede hacer felices si no lo somos con nosotros mismos.

Nutre compartir y aprender de diferentes personas; por eso es tan importante tener un círculo amplio de amigos y de personas que brinden apoyo, independientemente de que estemos solos o con una pareja. De otra forma, ese círculo se va reduciendo y comienza la frustración de que la pareja no da todo lo que se espera, de que no es posible compartir todo con él o con ella.

Es fundamental aprender a conocernos a nosotros mismos, a ser claros en lo que queremos y a lograr nuestro máximo potencial como seres humanos. Darnos el tiempo para nutrirnos bien, vernos bien y actuar bien, es importantísimo en la vida; si no lo hacemos así comienzan los resentimientos, las enfermedades y las frustraciones, y de ahí surgen los problemas en las relaciones.

El origen de las personas posesivas, autoritarias, desconfiadas y celosas está en el miedo, que es producto de la falta de conexión con su esencia. Si no te das tiempo para ti, ¿cómo te vas a conocer? Es como cuando tienes una cita: comienzas a dialogar y en una hora ya tienes información de la persona con la que estás para saber algunas cosas esenciales de esa persona, y con base en ellas decidir si quieres volver a verla o no. No tener tiempo para ti es como ir a una cita a ciegas, en la que de pronto te sientes ansioso, nervioso y sin saber cómo actuar, porque no tienes tiempo de conocerte como persona.

El balance entre las relaciones personales y la relación con nosotros mismos es esencial. Y también es parte de la comida primaria.

Existen diferentes relaciones personales:

- Amigos, que son personas a quienes tenemos cerca y a las que les tenemos afecto.
- Personas por las que sentimos amor, pero con las cuales no llegamos a la intimidad; son relaciones no sexuales con personas que saben mucho de nosotros y con las cuales podemos hablar sobre temas muy privados.

- Confidentes, personas a quienes amamos y en las que confiamos plenamente; son amigos del alma.
- Personas con las que se tiene intimidad sexual.

En la cultura latina nos educaron con grandes tabúes acerca de la sexualidad. Nos enseñaron que ésta funciona para dos cosas: para procrear, si estás casado, y como pecado, cuando estás soltero. Éste es un gran paradigma de nuestra sociedad, en el cual seguimos desnutridos.

La sexualidad nos ha llevado a sentirnos culpables, avergonzados de nuestro cuerpo, y a vivir con culpa, cuando la energía sexual es una de las más importantes de nuestra vida. Si todos nuestros centros de energía son valiosos y necesarios, ¿por qué no habría de serlo el centro de la sexualidad?

La sexualidad es parte de nuestra comida primaria y para tener un balance es necesario considerarla como algo natural, así como tratarla con respeto y responsabilidad.

Es importante dejar a un lado la culpabilidad y disfrutar la sexualidad.

TRABAJO 🪷

Realización personal, éxito, fama, dinero, retos y pasión, son motores que nos mueven cuando trabajamos en algo que nos gusta o cuando decidimos estudiar una carrera.

Piensa en esos momentos de satisfacción y de logro que has tenido. No hay nada como el sentimiento de plenitud que se descubre cuando se alcanza una meta.

Estamos en esta vida porque tenemos una misión; todos tenemos un lugar en el mundo y lo que pasa en cada momento es perfecto.

Cuando tenemos dieciocho años de edad, pasamos por momentos de mucha presión para encontrar nuestra vocación, para decidir a lo que nos dedicaremos toda la vida y para saber qué queremos ser. La mente analiza qué nos gusta y qué no, con qué nos va a ir bien y con cuál carrera ganaremos más dinero; sin embargo, la influencia de padres y familiares es muy fuerte y en muchas ocasiones nos lleva a desconectarnos y a olvidar lo que realmente queremos ser.

¿Te acuerdas cuando eras niño fácil qué resultaba responder cuando te preguntaban que querrías ser de grande? Ese mismo instinto sigue en ti. Además, no tienes que elegir algo y hacer eso toda la vida; vivimos una época en la cual el área profesional también se reinventa cada momento y es válido dedicarse a muchas actividades a la vez o cambiar de carrera.

Desde pequeños mostramos más facilidad para algunas actividades. Recuerdo que las matemáticas y las ciencias se me dificultaban mucho, pero tenía facilidad para retener información y para comunicarme, además de que crecí en una familia que se dedicó a la comunicación. Durante muchos años me dediqué a esa actividad y lo sigo haciendo, pero la vida y mis inquietudes me llevaron a cocinar, a la nutrición y al yoga, carreras a las que nunca pensé dedicarme y que sorprendieron incluso a mi familia. Hasta la fecha, mi madre me dice que le cuesta trabajo creer que soy tan feliz en una cocina.

Tenemos muchos talentos, y como todo lo que hacemos en la vida, toma su tiempo aprender algo nuevo y hacerlo hábilmente. Sin embargo, muchas veces el miedo nos bloquea y nos impide intentarlo, además de que estamos saturados de pensamientos negativos y limitadores como creer que ya somos muy grandes para cambiar de carrera, que será difícil convertirnos en expertos en otra actividad e incluso tenemos temor del qué dirán.

Todos esos pensamientos son obstáculos para que desarrolles tu potencial. Debes saber que cuando nace una inquietud que es tan fuerte que te lleva a dejar lo que comúnmente hacías, se debe a que eso es lo que necesitas para evolucionar y continuar viviendo la vida con pasión.

Cuando encuentras tu propósito en la vida y lo que quieres hacer, todo comienza a fluir de una manera armónica, y automáticamente se juntan las circunstancias y las personas que ayudarán a la consecución de ese propósito.

Mucha gente relaciona el trabajo con el poder y el éxito, o simplemente lo ven como un medio para pagar las cuentas. Sin embargo, para alcanzar el éxito es indispensable amar lo que se hace, sentirse motivado y apasionado. Busca siempre que tu trabajo tenga significado para ti y que te sientas feliz y realizado con él.

Cada ser humano es único, y nadie puede hacer mejor que tú lo que haces, así que deja de compararte, de buscar pretextos y sigue tu sueño con pasión, sin miedos ni limitaciones. Recuerda que el que no arriesga no gana.

El ambiente de trabajo en el que te desenvuelves también es muy importante, ya que ahí pasas la mayor parte de tu vida, por lo que se convierte en un segundo hogar, y los compañeros de trabajo en una ampliación de tu familia. Lograr que el ambiente sea de respeto y armonía incrementa tu potencial de eficiencia.

Últimamente he escuchado a mucha gente que se queja de su trabajo, del horario, de sus compañeros y de sus jefes. Y de pronto se sorprenden de que los despidan, sufren por ello y les entra un gran pánico porque no saben qué van a hacer con su vida; no se dan cuenta de que ellos mismos atrajeron el despido con la negatividad de sus pensamientos.

Ten cuidado con lo que piensas, que la vida es causa y efecto.

Si te sientes inconforme en tu trabajo actual y no existe en este momento la posibilidad de cambiar, trata de modificar tu actitud, procura ver las cosas de manera positiva y enfócate en crecer con base en la gratitud; verás cómo te sentirás mejor y más realizado.

Ofrecer tu tiempo y tus habilidades a orfanatos, hospitales, casas para ancianos o a cualquier institución de beneficencia, te ayudará a crecer y a sentirte útil.

Mi padre decía: el que no vive para servir, no sirve para vivir. Ofrecer tu tiempo y tu amor es garantía de realización personal.

✿ ESPIRITUALIDAD

En la cultura latina, la espiritualidad ha sido inculcada por medio de la religión y basada en el pecado, la culpa, el sacrificio y el arrepentimiento. Originalmente, la esencia de las religiones era la compasión, la gratitud y el amor universal, pero esto se ha ido transformando a través de los siglos.

La espiritualidad es diferente a la religión. Consiste en tener momentos de conexión profunda con uno mismo, en escuchar la sabiduría interior y aquietar la mente para lograr una unión con la energía divina. Con esto se logra experimentar fe y gratitud.

La espiritualidad puede tener diferente significado para cada persona y manifestarse de distintas maneras, ya sea a través del contacto con la naturaleza, asistiendo a misa o al templo, a través del silencio, con rituales, meditando o practicando yoga, entre muchas otras maneras.

Ser conscientes de cultivar la espiritualidad en nuestra vida es esencial para superarnos como seres humanos. De acuerdo con los textos sagrados Vedas, somos *sat-chit-*

ananda, es decir, existencia, conciencia absoluta y dicha. Ésa es nuestra naturaleza.

Independientemente de la manera en que elijas cultivar tu espíritu, lo importante es que tengas conocimiento de que eres parte del todo y de que existe un Dios, un ser superior, una energía más grande, que es omnipotente y todopoderoso, y del que formas parte.

Mi camino espiritual comenzó desde muy pequeña, ya que mi padre practicaba yoga y meditación. En casa era común que se hablara de energía, sanación, yoga y respiración. En los años noventa, mi padre tenía un programa de televisión llamado *Vibraciones cósmicas,* que fue el primer *show* en Latinoamérica en el que se hablaba abiertamente de estos temas. Esto hizo que naciera en mí un genuino interés por tópicos relacionados con la metafísica, el manejo de la energía y con diferentes filosofías, que hasta la fecha sigo cultivando.

En el año 2000 inicié mi camino espiritual de manera formal, a través de la práctica de yoga con grandes maestros y amigos, como Ana Desvignes (con quien descubrí esta disciplina), Marcos Jassan y Amado Cavazos, con los que a la fecha practico yoga cuando estoy en México.

Ese mismo año comencé a estudiar textos budistas y textos Vedas, además de libros como el *Bhagavad Guita,* que me fueron adentrando en la esencia y en el conocimiento del yoga. Todo esto despertó en mí un gran interés en el tema y en la práctica del yoga. Así que decidí dejar absolutamente todas mis actividades y viajar a la India.

La decisión de irme a ese país la tomé en menos de dos meses. Fue algo muy sorpresivo, pues estaba en uno de los mejores momentos de mi carrera profesional, cuando tenía mi propio programa de televisión en *Canal 40,* mi *show* en *E! Entertainment,* así como un programa de radio y muchos eventos privados como conductora. Además del éxito profesional, estaba muy entusiasmada pues acababa de conocer al hombre con quien más tarde me casaría. A pesar de todo, esa experiencia ha sido uno de los más grandes aciertos de mi vida; después, nunca volví a ser la misma persona.

Así, en febrero de 2001 tomé mi *back pack* con la ropa necesaria para una semana y mis libros, y me subí al avión que me llevó a la más grande aventura de mi vida.

Llegar a la India significó un *shock* cultural enorme; no se parece a nada que hubiera visto antes. Entonces esa cultura no era tan conocida en Occidente y absolutamente todo allí era diferente. Los colores, los olores, el caos y la energía formaron un destello de luz que me señalaba que algo nuevo daba inicio en mi vida.

Mi estancia en la India se prolongó por nueve meses, durante los cuales exploré diferentes estilos y filosofías de vida, entre ellas Vipassana y Ayurveda. Estuve en algunos *ashrams* (comunidades espirituales de gurús o maestros) como los de Amma, Sivananda, Osho y Ramakrishna; además, visité países como Laos, Camboya, Vietnam, Tailandia e Indonesia, que abrieron mi perspectiva de vida a niveles muy profundos.

Hoy, gracias al trabajo espiritual que he practicado durante diez años, me siento en paz, ecuánime, feliz y satisfecha de ser una mejor persona cada día.

La manera de continuar con mi proceso de crecimiento espiritual ha sido el conocimiento de diferentes filosofías, siguiendo el aprendizaje de los textos Vedas, asistiendo a cursos y leyendo libros que me ayudan a ser más positiva y que me proporcionan herramientas para mejorar como persona.

En contacto con la naturaleza, sobre todo con el mar o en una caminata en la montaña, encuentro una gran sensación de paz y mi lugar en el mundo. Y con la práctica de yoga, mediante la respiración y la meditación, logro conectarme con mi verdadero yo.

Te invito a que encuentres tu propia manera de cultivar tu espíritu.

EJERCICIO FÍSICO

Mover el cuerpo es esencial para llevar una vida sana. De la misma manera que cuidamos a la familia o nuestras pertenencias, igual de importante es estar al pendiente de nuestro organismo.

Durante la mayor parte del tiempo vivimos conectados sólo con nuestra mente, pensando, creando y trabajando, y se nos olvida estar en contacto con nuestro cuerpo a niveles más profundos. A través del ejercicio es posible lograrlo: se toma conciencia de la respiración, se siente el latido del corazón y se percibe la circulación de la sangre por las venas.

El ejercicio rejuvenece y permite al cuerpo eliminar estrés, además de que genera endorfinas, que son las moléculas que nos ayudan a generar estados de bienestar, por lo que son el mejor remedio para la depresión. Al practicarlo, se tiene conciencia de la importancia que tiene el cuerpo. No es necesario padecer enfermedades o lesiones, que por lo general son avisos de alerta, para atender nuestro cuerpo y respetarlo, aceptarlo y amarlo.

Hacer ejercicio es esencial para que el cuerpo funcione como debe, ya que una vida sedentaria puede llevar a la obesidad, a que se manifiesten problemas en los órganos y, sobre todo, a perder flexibilidad y fuerza.

Beneficios del ejercicio físico:

- Fortalece los huesos y el sistema cardiovascular.
- Reduce el estrés.

- Previene la obesidad.
- Fortalece el sistema respiratorio.
- Tonifica los músculos.
- Quema la grasa.
- Mejora la circulación.
- Permite dormir mejor.
- Previene la depresión.

En mi caso, me gusta variar el tipo de ejercicio que realizo. Algunos días practico yoga o pilates, que tonifican el cuerpo —principalmente la espalda—, lo que ayuda para tener una buena postura y prevenir problemas en la columna; otros días bailo salsa, lo cual es excelente para el sistema cardiovascular y además es muy divertido, y otros días hago *trekking* (caminata en la montaña).

Recientemente comencé a correr, lo cual ha sido un reto importante, ya que al inicio no es fácil; me ha proporcionado grandes beneficios a nivel físico, sobre todo porque me hace sentir llena de energía, con mucha vida y de tan buen humor, que al terminar pienso que vale la pena el esfuerzo.

Encontrar el horario y el tipo de ejercicio que nos funcione es indispensable para disfrutarlo. Experimenta y descubre qué es lo que más te gusta y te funciona mejor. La idea es disfrutar el ejercicio, no sufrirlo.

Quizá en algunas ocasiones no tengas más de 15 minutos al día para dedicarlos al ejercicio. Es ese caso te recomiendo que aproveches todas la oportunidades que tengas para moverte, como subir las escaleras de la oficina, estacionar el auto lo más lejos que puedas para que camines o simplemente desplazarte de un lado a otro mientras hablas por teléfono. La idea es que encuentres la forma de tener actividad física.

Caminar o correr son formas gratuitas de ejercitarse. Aprovecha para salir al parque o a la playa, y disfruta, además, conectarte con la naturaleza.

Algunas personas sólo hacen ejercicio con la intención de quemar calorías, lo cual es correcto; sin embargo, es aconsejable cambiar el enfoque y además pensar que las personas rejuvenecen cada instante y logran mayor plenitud. Hay que tener cuidado de no caer en el exceso de ejercicio, ya que no es recomendable para la salud agotar al organismo, en especial al corazón.

Más adelante revisaremos algunas recomendaciones de ejercicios y horarios que son favorables según el tipo de cuerpo de cada persona.

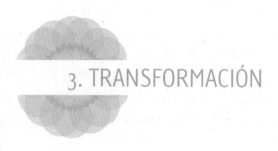

3. TRANSFORMACIÓN

Lo que no se acepta no se puede transformar;
y la vida es una transformación constante.

Acéptate como eres. Lo que no aceptamos no lo podemos transformar, y la vida es una transformación constante y un interminable camino de aprendizaje.

La misma vida nos exige transformarnos. En cada momento que comenzamos a sentirnos cómodos y tranquilos, surge alguna situación que se convierte en un reto y que nos obliga a enfrentar nuestros miedos, situaciones no resueltas o que creíamos superadas.

Lo más sencillo en la vida sería quedarnos en la zona de confort, sin problemas ni conflictos. Por ejemplo, en una casa donde todo es familiar, ya sabemos dónde encontrar cada cosa; la conocemos tan bien, que si apagaran la luz podríamos movernos con facilidad sin chocar con ningún objeto o mueble, lo que nos proporciona tranquilidad y seguridad. Pero si algo llegara a aburrirnos, se puede modificar un poco, y sin grandes riesgos lograríamos un cambio.

¿Qué pasa, por ejemplo, cuando te mudas de casa o te hospedas en un hotel? Te sientes tan incómodo de no estar en un lugar familiar, que muchas ocasiones no puedes dormir bien e, incluso, pasan días sin que puedas evacuar por desconocer el baño.

La transformación y el crecimiento como personas no es fácil; para aprender tenemos que salir de esa casa que nos es familiar y experimentar situaciones desconocidas y conocer a personas diferentes, para recibir nuevas lecciones y aprender aspectos de uno mismo que no conocíamos.

Crecer duele, dejar ir cuesta, aprender requiere esfuerzo y llevarlo a la práctica es difícil.

Por eso, lo más fácil es pretender mantenernos en la zona en la que pasamos el tiempo tranquilamente, pero sin nada que aprender.

TRANSFORMACIÓN A TRAVÉS DE LA ALIMENTACIÓN

Los alimentos tienen un gran impacto en la transformación. La recomendación de experimentar situaciones diversas incluye la alimentación: hay que probar una gran variedad de productos, formas de comer, ejercicios y pensamientos nuevos.

Cuando entramos al supermercado, normalmente nos dirigimos a los productos que ya conocemos, los que acostumbramos consumir. Compramos el arroz de una marca determinada, porque ya sabemos cómo cocinarlo y tenemos la experiencia de que es de buena calidad. Pero cuando vemos un producto nuevo no pensamos en adquirirlo, pues no sabemos cómo cocinarlo y tampoco deseamos averiguarlo; además creemos que probablemente no nos gustará, así que dejamos pasar la oportunidad de probar algo nuevo.

En lo personal, he cambiado creencias con respecto a algunos alimentos que no me agradaban. Por ejemplo, antes el aguacate no me gustaba nada. En la escuela culinaria lo probé y, ¡sorpresa!, me fascinó. Hoy, prácticamente todo los días consumo aguacate y es de mis frutas favoritas; me encanta comerlo solo, con limón, con comino, a cucharadas, en tortilla, y me pregunto por qué no lo probé antes, aunque bien sé que fue por mis creencias y por lo que la gente me decía. Lo mismo me pasó con el betabel, con los frijoles y con una amplia lista de alimentos que he ido descubriendo y que ahora disfruto enormemente.

Un ejercicio muy efectivo que te recomiendo practicar es jugar al papel del detective en el supermercado. Observa de una forma muy consciente, fíjate a qué velocidad caminas, qué pasillos prefieres, cuáles disfrutas más, qué comida eliges, qué sensación te genera, cómo la tomas y la colocas en el carrito, qué te provoca cuando alguien se te cruza en el camino, qué sientes cuando estás en la zona fría, en los productos congelados, en el área de frutas y verduras, al momento de formarte en las filas de las cajas, cuando pagas y cuando te vas. Piénsalo, explóralo.

Si lo analizas, la forma en que te comportas en el supermercado es un reflejo de cómo vives tu vida. Mis visitas al súper me han ayudado a explorar esa parte de mí y han cambiado radicalmente a lo largo de los años. Ahora sé a qué voy, llevo una velocidad moderada y hay pasillos en los que me tomo más tiempo, porque me encanta explorar y probar cosas nuevas. El pasillo de frutas y verduras es uno de mis favoritos; me encanta ver la vida, los colores, las texturas y la gran variedad de productos que existen para alimentarme con comida diferente. Hay pasillos que no recorro, porque ahí se localizan productos que prefiero evitar, como refrescos, botanas o enlatados; y cuando tengo que pasar por uno de ellos, simplemente observo, pero me paso de frente. La zona de postres y panes representa para mí una gran tentación; me encantan, pero sé que no me hacen mucho bien, así que también la evito, y cuando paso por ahí pruebo mi disciplina y mi fuerza de voluntad, y no sucumbo a la tentación; aunque no niego que algunas veces he caído, y lo he disfrutado enormemente.

Cuando camino y me cruzo con gente interesante y con una buena energía, trato de conectar con ella, al menos con la mirada. Y al momento de formarme en las cajas para pagar me divierte mucho observar qué lleva la gente en su carrito; es increíble cómo llegas a conocer a las personas por medio de lo que come y compra.

¿Tú eres lo que comes? ¿Tú comes lo que eres? ¿Cómo te comportas en la cocina? ¿Cómo te desenvuelves en el supermercado? Así es tu vida.

Conforme vas teniendo más claridad, comes mejor y ves la vida desde una perspectiva más amplia. La transformación es inevitable y ya no puedes seguir en el área de confort, engañándote con que eres la misma persona que fuiste ayer o hace diez años.

TRANSFORMACIÓN MENTAL

Me ha llegado a causar asombro darme cuenta de que me conozco mejor que nunca y a la vez descubrir que soy otra persona.

Lo que creí alguna vez, lo que quise alguna vez, ya no está en mí; hoy quiero cosas completamente diferentes. De pronto sentí una fuerza que me va llevando por la vida; voy fluyendo y siguiendo las corazonadas. Creo que es inevitable controlar al corazón y a la naturaleza propia.

Muchos años me sentí como un muñeco manipulado por un ventrílocuo, a quien hoy lo despedí y tomé las riendas de mi vida; pero he tenido que aprender a vivir consciente de que he perdido el control.

El control está basado en la mente, en la idea de que se tiene todo en orden y de que las cosas suceden cuando se deciden, a la hora que se quiere y cuando se quiere. Estamos condicionados a querer controlar todo: a la gente, al cuerpo, a las circunstancias. Y cuando nos damos cuenta de que es imposible ejercer dicho control se presentan los momentos de transformación, cuando se siente que se ha perdido el control de la vida, que no se sabe cómo van a pasar las cosas, ni cuándo, ni dónde. Son esos instantes de incertidumbre los que generan una fuerza que nos mueve desde un lugar muy profundo, y no se puede hacer otra cosa más que obedecer a esa fuerza; no la cuestionas y simplemente te dejas llevar.

Es muy aleccionador enfrentar una situación de este tipo, porque se siente miedo e impotencia al saber que cuando finalmente crees que tienes el control y que conoces quién eres, descubres que no es cierto y que no controlas nada.

Esos impulsos y esa intuición que vienen desde lo más profundo del ser me hacen pensar que de nuevo tengo que renovarme; los momentos de búsqueda y de encontrar respuestas ya pasaron; ahora comienzo mi camino con una mayor conciencia. ¿De qué nos sirve el conocimiento si no lo ponemos en práctica?

La transformación es fuerte y difícil; es un proceso en el que existe una lucha interna entre lo que eras, lo que crees que eres y tu verdadera esencia.

Son momentos de introspección y existen miles de pretextos y distracciones para ignorarlos; nos atacan los miedos, en momentos en los cuales no queremos descubrir más, pues nos bloqueamos y nos cansamos de seguir trabajando y luchando y comenzamos a ver de nuevo hacia afuera, precisamente en el momento en que es indispensable seguir el viaje hacia adentro para descubrirnos.

Al ver mi vida en retrospectiva, me doy cuenta de que en los momentos de transformación sigo con ese patrón que me hace escapar y huir de mí misma; es tan maravilloso descubrir que somos personas que no tenemos límites, que lo todo lo que pensamos es válido y que lo que necesitamos es diferente a lo que creemos necesitar, que genera incertidumbre continuar en el camino del crecimiento.

Cuando estuve en India, creí vivir un momento de transformación intensa, y en verdad así fue . Me di cuenta de que ya no era la misma y me descubrí un gran potencial.

También me percaté de que por muchos años había perdido el rumbo, dándole a las cosas y a las personas más importancia que a mi propio camino; de ese modo evitaba acercarme a mi verdad. Fue entonces que bloqueé mi crecimiento; sentí como si me hubieran desconectado y dejara de funcionar. Vi hacia afuera, traté de ser lo que se esperaba de mí, lo que fui programada a ser y sé que lo hice bien, pero dentro de mí siempre existió un gran vacío, a pesar de lo que tengo y de haber conseguido y logrado lo que me había propuesto.

> La transformación es fuerte, es difícil, son momentos en los que existe una lucha interna entre lo que eras, lo que crees que eres y tu verdadera esencia.

Esa luz se ha encendido de nuevo con un voltaje muy alto. Recientemente sentí ese nivel de potencia; sin embargo, es curioso descubrir cómo automáticamente resurgen del subconsciente los antiguos patrones de conducta, y regreso a sabotearme, me salgo del camino y pongo más atención a lo que pasa afuera, al qué dirá la gente, a lo que espera de mí, a lo que creo que tengo que lograr, en vez de ser yo misma, dejar de escuchar a la mente y seguir mi camino.

Cuando le permitimos a la mente que se apodere de nosotros, sentimos ansiedad, miedo, soledad y baja autoestima. Cultivar el alma y el espíritu es muy importante, pues nos lleva a ser felices, balanceados, sin tantas necesidades externas, y a que estemos en contacto con la realidad.

Confundimos a la mente con las emociones y con los sentimientos. Sentir a fondo las emociones y aceptarlas es una forma de transformar la energía que nos bloquea. La aceptación es importante, incluso más que la tolerancia, pues cuando toleramos —en el sentido de que soportamos una situación en vez de aceptarla— comienza el proceso de frustración y enojo. Cuando dejamos de ser nosotros mismos y pretendemos ser lo que no somos, nos autoengañamos, porque buscamos validez y aceptación a la falsedad.

A todo esto, yo me pregunto: ¿quién decide qué está bien y qué está mal?

Hace poco tiempo leí que las excentricidades son bienvenidas, porque alguna vez todas las grandes ideas fueron excéntricas.

Estamos en una época en la cual conviene seguir a la intuición y al corazón. Esa guía no falla, tenemos que dejar de intentar pertenecer, de pretender y de engañarnos, ese es el veneno del alma.

❀ SABIDURÍA INTERIOR

Creemos que lo que vemos afuera es real; buscamos nuestra realización personal a través del tacto, de la comida, del amor, del éxito, del dinero. Hay momentos en los cuales se puede tener todo, y aun así uno sigue sintiendo que algo nos falta.

A veces pensamos que cuando alcancemos una meta obtengamos lo que anhelamos, finalmente nos vamos a realizar. Y llegamos a creer que encontraremos la felicidad cuando nos casemos, cuando salgamos con la persona que queremos, cuando nos den la promoción que esperamos, cuando nos aumenten el sueldo... Entonces seremos felices. Pero llega un momento en la vida en que nos damos cuenta de que la meta sí es importante, porque nos hace avanzar y tomar acción hacia lo que queremos, pero que es el camino en sí lo que nos hace estar vivos. Al final, disfrutar o vivir intensamente la vida es lo que cuenta.

Yo me tardé muchos años en comprender esto. Soy acuariana, muy futurista; tengo grandes planes y grandes objetivos. Y antes vivía con una constante frustración y tenía prisa de llegar a destino, en vez de disfrutar el camino.

Joshua, mi maestro de nutrición integral, cree que la clave del libro *El secreto* es la acción. Si lo lees, podrás visualizar, tener una mente muy positiva, decretar todo el día; pero si no tomas acción hacia lo que quieres, no va a pasar nada.

El mejor ejemplo es la alimentación. Si quieres sentirte bien y estar sano, comienza preguntándote qué puedes hacer hoy por ti. Esa frase me cambió la vida. Ahora, cuando tomo acción lo hago para vivir mi día con intención y con intensidad, porque *hoy* es el principio, *hoy* quiero vivir el mejor día de mi vida.

Aunque es fundamental tener planes, metas, ser claros en nuestras ideas y ponerlas en práctica, la intuición y la presencia (vivir el aquí y el ahora) también son muy importantes. Esto va más allá de lo que percibimos como la realidad. Entonces nos echamos un clavado hacia dentro de nosotros mismos, dejamos de buscar respuestas fuera de nuestro ser y comenzamos a escuchar a la persona más sabia del mundo, que es uno mismo.

El yoga me ha conducido a ese viaje interno de un modo mucho más profundo de lo que pensé que era posible. Durante muchos años había buscado respuestas en el lugar equivocado, fuera de mí (viajando, estudiando, relacionándome), pero no miraba hacia mi interior, que es donde se encuentra la sabiduría infinita.

Después de practicar yoga durante diez años, hace unos meses fui a un retiro de esta doctrina en Isla Mujeres, donde mi amigo y guía, Marcos Jassan, me motivó para que incursionara en mi interior, por medio de una sesión de posturas de yoga restaurativa, para meditar. Logré observar mi energía y el enfoque de mis pensamientos y también descubrí patrones que recientemente había creado.

Los patrones son creencias que desarrollamos durante la vida y que necesitamos abordar para desprendernos de ellos. Nuestra mente es tan ágil, que deja ir determinados miedos, pero crea otros. Por momentos nuestra autoestima y nuestra imagen corporal están por los cielos, pero de un minuto a otro nuestra mente juega de nuevo con nosotros y crea o recrea un miedo que puede hacernos descender.

Cuando descubro esos nuevos patrones actuando en mi mente, puedo observarlos sin juzgar y decido tomar acción ante ellos. Me pregunto: ¿de qué me sirven?, ¿me van a conducir a la dirección hacia la que quiero ir?, ¿cómo me hacen sentir?, ¿realmente los quiero en mi vida?

Al responder a esta preguntas logro redireccionar ese enfoque hacia mis prioridades; eso no significa que deje a un lado mi historia o parte de mi vida; implica simplemente que ese ya no es mi eje de movimiento y viro mi volante hacia otra dirección.

Esas prácticas de yoga meditativo no han sido muy comunes en mi vida; llegó un momento en que con cada postura lograba deshacerme de algún patrón. Fueron más de dos horas de estar conmigo misma, durante las cuales pude descubrirme, reconocerme, entenderme y liberarme. En algunos instantes quise abrir los ojos y salir corriendo para no enfrentar los temas que probablemente podrían parecer triviales, pero que ocupan un espacio muy amplio de mi mente.

Cuando viajas hacia adentro, te concedes la oportunidad perfecta para saber quién eres y apreciar tu esencia; entonces es posible darte cuenta de que todas las respuestas que buscas están en tu interior. En esos momentos te conectas con tu verdadero ser y sientes cómo todo empieza a fluir.

Fluir es parte importante del movimiento del yoga o la *vinyasa*: la unión entre el movimiento y la respiración, cuando realmente estás presente en tu cuerpo y logras una liberación y un descanso profundos a nivel mental.

La importancia del yoga en mi vida es de una magnitud gigantesca; lo importante es llevar su práctica a la vida diaria, pues te da la posibilidad de ser más flexible, de fluir con la vida, de volverte más tolerante, de conocer tu cuerpo, tu mente y tu espíritu, y de compartir una maravillosa energía con la gente.

La presencia es una de las cualidades más importantes. Vivir en el aquí y en el ahora y disfrutar los regalos que nos da la vida, incluso en los momentos en que creemos que todo sale mal y no entendemos por qué nos suceden tantas cosas negativas. Son oportunidades de cambio, de aprendizaje; señales que nos vaticinan que nos toca aprender algo.

Todos tenemos nuestro propio ritmo de aprendizaje y diversas capacidades para asimilar las lecciones de la vida que nos corresponden.

Cuando se realizamos un viaje hacia el interior de uno mismo, descubrimos tantas cosas del propio ser, que puede resultar aterrorizador ver lo compleja que es la mente y la cantidad de historias que uno crea. Historias que son ilusiones, porque al fin y al cabo lo único que existe es el aquí y el ahora.

Mi viaje hacia adentro comenzó con mis viajes hacia afuera. Vi un documental que se llama *Drifters,* en el cual un surfeador decide salir de su área de confort y se va unos meses a Bali a descubrir el mundo, en busca de su nuevo yo. Cuando sientes que algún programa, una canción o un libro te mueve de una manera incontrolable, es tu esencia, que te envía un mensaje. Al ver ese documental yo sentí un fuerte impulso de volar, de ir a algún lugar, de vivir, sin expectativas, sin estar en el área de confort, en soledad.

No todos podemos hacer una maleta y salir de casa espontáneamente. Así que como dice un dicho: "Haz lo que puedas, donde estás y con lo que tienes". El crecimiento espiritual lo podemos experimentar donde estemos, con conciencia y observándonos, buscando el contacto con la naturaleza para reflexionar desde el yo interno acerca de la vida, dejándonos consentir por la belleza de un atardecer, del mar, de los árboles, por la caricia del viento.

Exprésate cocinando, bailando, pintando y manifestando tu creatividad de manera positiva.

Haz todo lo que te haga feliz. Crecimos jugando y conforme vamos madurando se nos olvida hacerlo, cuando la vida se trata de un juego, de pasarla bien, de sonreír.

Los mejores momentos de nuestra vida ocurren cuando compartimos; al dar amor, al descubrir, al explorar, al conectar y al aprender.

Cuando dejas de hacer eso, y todo en tu vida se convierte en una responsabilidad y en un deber, la luz que tienes dentro se apaga.

PASOS HACIA LA TRANSFORMACIÓN

1. Todo lo que pasa a tu alrededor es un reflejo de tu interior

Debemos asumir la responsabilidad de quiénes somos. En el momento en que estamos conscientes de nosotros mismos, comienza la transformación que nos lleva a reflejar al mundo nuestra esencia y a materializar lo que queremos. Aceptar la responsabilidad nos hace fuertes.

Todo lo que eres y todo en lo que crees se lo debes a una sola persona: a ti mismo. Ser saludable no es algo que se obtenga, es algo que pasa en el momento en que lo decides y cuando transformas tu persona.

Como decía Gandhi: "Sé el cambio que quieres ver en el mundo". Si quieres que el mundo esté lleno de paz, amor y salud, comienza por ti mismo.

2. Piensa en ti

Vivimos en una sociedad que nos hace creer que pensar en nosotros mismos es ser egoístas y esto nos provoca culpa. Sin embargo es fundamental pensar en nosotros mismos, ser responsables de nuestra salud, de nuestra alimentación y de nuestras decisiones. Nadie nos va a dar la felicidad si nosotros no la procuramos; nadie nos va a dar amor, si nosotros no nos amamos; nadie nos va a dar salud, si no la cuidamos.

3. Comienza con pequeños pasos

Hay una ley universal que afirma que una cosa te lleva a la otra. Por ejemplo, cuando decides comer sanamente, eso te conduce automáticamente a consumir sólo comida sana; pero si comes mucha azúcar, vas a querer ingerir más dulces.

Cuando te des cuenta qué es provechoso para ti, vas a seguir dando pasos por ese camino. La cuestión es comenzar y no desviarte.

Elige tres pasos a la semana que puedas implementar en tu vida diaria y que te lleven a un cambio. Selecciona cosas tan sencillas, como desayunar dos tortillas en lugar de cinco, subir las escaleras para llegar a la oficina en lugar de utilizar el elevador o sonreír al vecino que te desagrada, por ejemplo.

4. Piensa positivo

Los pensamientos son energía. Cada pensamiento se convierte en una realidad. Mientras más pienses acerca de algo, más fuerza le estás dando. Los pensamientos afectan al cuerpo, a las emociones y al espíritu. Pensar positivamente es importante para lograr la transformación. También tener fe en lo que pensamos y en lo que somos. Los pensamientos son la base de aquello en lo que nos convertimos.

Cuando tienes pensamientos negativos (odio, rencor, preocupación, etcétera) el cuerpo produce acidez, estrés y tensión; aun más cuando los guardas en lugar de expresarlos.

Pensamientos negativos como el duelo, el miedo y el sufrimiento hacen que el cuerpo envejezca. En cambio, los positivos —amor, dicha y bienestar—, propician que nuestro cuerpo rejuvenezca.

Recuerda que lo que la mente piensa, el cuerpo lo expresa.

5. Aprende

Aprender es esencial para nuestro crecimiento y evolución. Descubre nuevos libros, cursos, filosofías. Escucha a la gente que te rodea; en ella está la sabiduría de vida.

Mientras más información poseamos y conozcamos otras formas de vida y otras creencias, más flexibles nos volveremos.

Viaja a otros pueblos, ciudades o países, y ve que hay algo más afuera de tu propio mundo. Esto te abrirá otra dimensión y, sobre todo, comenzarás a tener más gratitud por tu propia vida.

Aprende sin juzgar. Nada es bueno o malo, nada es cierto o falso; toma lo que a ti te funcione y lo que te haga ser un mejor ser humano. Encuentra en toda circunstancia y experiencia información para tu paz y tu crecimiento.

6. Diviértete

La transformación debe ser algo que queremos hacer y no algo que tenemos que hacer. Osho, uno de los grandes maestros de India, decía que el aprendizaje y la espiritualidad deben de ser divertidos. En los momentos difíciles disfruta tu crecimiento; descubre el lado positivo de las cosas y no tomes tan en serio la vida.

7. Sé claro

Plasmar en papel lo que quieres es muy importante para tener claridad mental. Mientras más claro y preciso seas en lo que quieres en tu vida y en los cambios que necesitas implementar para lograr tus objetivos, tendrás más éxito.

Elabora una lista con tus metas anuales, comenzando en este momento, después describe los pasos que necesitas para alcanzar cada meta, y comienza a obtener una por una.

Nuestra meta estará mejor reflejada y será más poderosa cuando la pongamos por escrito.

8. Busca apoyo

La transformación no necesariamente la tienes que llevar a cabo solo. Busca amigos que te apoyen o con los que puedas platicar sobre tu proceso; elige maneras divertidas de expresarla; por ejemplo, a través de la cocina, el arte o algún deporte.

Busca apoyo con tu familia, con tu pareja o con tus amigos. Piensa en alguien que te impulse a hacer ejercicio y con quien vayas a divertirte. Pídele a tu familia que te apoye para no comprar comida chatarra. Rodearte de gente que te ayude, que te estimule o que esté en el mismo proceso que tú; es importante para lograr tus objetivos.

Si no encuentras quién te ayude, puedes pedir apoyo a un consultor de salud, o *lifestyle coach,* que te guíe en la transición al cambio.

9. Veintiún días

Normalmente se requieren 21 días para cambiar cualquier hábito. Puedes comenzar por dejar lo que realmente es nocivo para tu salud, como el tabaco, el alcohol, el azúcar refinada o los pensamientos negativos. Dedica estos días para limpiarte y dejar ir las cosas negativas.

También puedes implementar un nuevo hábito, como desayunar un jugo verde o hacer ejercicio tres veces a la semana. Después de hacer esto durante 21 días seguidos, se convertirá en parte de tu vida.

Probablemente serán 21 días de mucho esfuerzo, pero la gratificación de conquistar un nuevo hábito o remplazar un mal hábito será invaluable.

¡Inténtalo!

SEGUNDA PARTE

CUERPO, MENTE Y ESPÍRITU

4. EMOCIONES EN EL CUERPO

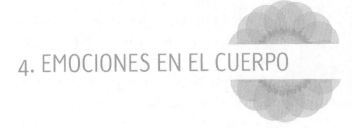

Nos convertimos en lo que pensamos.
EARL NIGHTINGALE

LAS ENFERMEDADES A NIVEL FÍSICO Y EMOCIONAL

La tecnología ha revolucionado de una manera sorprendente en lo que se refiere al procesamiento de información. Ahora, con tan sólo un clic y como por arte de magia, es posible obtener cualquier dato que busquemos; si quieres comprar algo, elige, haz clic y ya lo tienes; si no puedes ver tu programa favorito, haz clic y listo, ya lo grabaste.

La vida de este nuevo milenio está basada en el clic, en las soluciones rápidas, y esto ocurre en todas las industrias, pero una de las más afectadas es la de la salud.

En la época de nuestros abuelos existían los médicos de la familia o los curanderos, que se tomaban el tiempo para hacer visitas a domicilio y hablar con el paciente acerca de sus síntomas y de sus sentimientos. Las recetas más comunes eran el descanso, la dieta blanda o el ayuno, y si después de tres días la fiebre o la enfermedad no cedían, entonces procedían con la prescripción de algún medicamento o, en caso de ser necesario, con una intervención quirúrgica. El trato hacia el paciente era muy humano y lo más importante era la salud.

Ahora nos atienden como si fuéramos simples números, y mientras más rápido termine la consulta, mejor. El doctor habla y dice palabras que ni siquiera entendemos; no tenemos tiempo de preguntarle sobre nuestras inquietudes, y si a esto le sumamos los problemas que existen con el seguro médico, la mafia de la industria farmacéutica y el sinfín de operaciones quirúrgicas que se realizan de manera innecesaria, sólo para que los médicos y los hospitales cumplan con su cuota anual de ganancias, yo me pregunto, ¿dónde queda la integridad y el respeto hacia la persona y su bienestar?

El mundo de la salud y la medicina se ha convertido en un negocio. No estoy en desacuerdo con la tecnología, pues reconozco que debido a los avances médicos mi padre logró vivir ochos años más gracias a un trasplante de hígado y a cuidado de médicos excepcionales; pero tratar algunos síntomas, como un simple dolor de cabeza o de estómago, una acidez, una fiebre y un dolor muscular, entre muchos otros, recurriendo primero a una pastilla, que tal vez quite el dolor pero no la raíz del problema, no es la solución a nuestro bienestar y a nuestra salud.

Tenemos que trabajar en la prevención y no en el síntoma.

Cuántos casos hemos escuchado en los últimos años de gente que muere por consumir exceso de medicamentos: antidepresivos, pastillas para la ansiedad y para dormir, que al final de cuentas les ocasiona paros cardiacos. Casos como el de Michael Jackson o del actor Heath Ledger son ejemplos de que esto es una realidad, y a pesar de todo la gente prefiere la salida fácil.

Estar saludable no es algo que se decreta o se atraiga. Todo comienza en qué concepto se tenga de la salud, en el tipo de pensamientos o creencias relacionados con el cuerpo, la juventud o la vejez, el amor a uno mismo y, sobre todo, la acción.

Para estar saludables tenemos que ser conscientes de que cada emoción o sentimiento afecta algún órgano de nuestro cuerpo, y que cada alimento que se ingiere y el ejercicio que se practica tiene un efecto en nuestros órganos, tejidos y células.

¿Qué ha pasado con la velocidad del mundo, que ahora todos queremos las cosas rápidas? Nos hemos olvidado de trabajar y ser pacientes, de pensar y aprender a escuchar al cuerpo y de hacer caso a la intuición.

Ten cuidado con el tipo de pensamientos que tienes hacia tu cuerpo y tu salud; si te quejas todo el día de tus achaques, les estás dando más poder.

Tenemos la creencia de que la vida es más fácil si dejamos la responsabilidad en las manos de otra persona. Les hemos dado a los médicos el poder de ser dioses, que nos dicen qué hacer y cuándo vamos a morir. Le damos poder a nuestros amigos y parientes para tomar decisiones sobre nuestra salud, que sólo nosotros sabemos que son las correctas. Ser responsable de la salud no es fácil, pero en el fondo sólo tú sabes qué es lo más conveniente para ti.

Cuando yo aprendí a escuchar a mi cuerpo, me di cuenta de que éste no se equivoca nunca, pues es una máquina que todos los días funciona a la perfección realizando miles de procesos a la vez.

Si el cuerpo tiene tanta sabiduría, ¿cómo no voy a creer en lo que me dice?

En el momento en que le di a mi cuerpo el poder que tiene, comencé a comer distinto y a nutrirme dándole lo que realmente necesita.

El bienestar también lo encuentras como resultado del esfuerzo, la dedicación y la motivación. Es como volverte hábil en algún deporte o profesión. Para eso tienes que practicar, ser disciplinado y constante, hasta que lo logras, y todos los días tienes un pequeño avance. No se aprende a tocar la guitarra de un día a otro; se requieren muchos años de practicar todos los días; es todo un proceso. Entre más tiempo le destines más fácil va a ser y un día estarás tocando sin esfuerzo. Lo mismo sucede con la salud y la alimentación. Por eso, cuando me preguntan si no me cuesta trabajo alimentarme de la manera en que lo hago, mi respuesta es que ya es parte de mí; mis antojos son un jugo verde, no unos chilaquiles.

CAUSAS DE LAS ENFERMEDADES

En el año 1493, un alquimista y científico suizo conocido como Paracelso investigó cuáles eran las causas de las enfermedades, y encontró lo siguiente:

1. Externas: el ambiente
Ocasionadas por factores externos: exceso de calor, frío, humedad, viento, además de contaminación, lluvia ácida, campos electromagnéticos, químicos, pesticidas, emisiones radioactivas, entre otros.

2. Tóxicos: impurezas
Comida contaminada, químicos, aditivos, drogas recreacionales, alcohol, café, estimulantes, mariguana, etcétera.

Asimismo, la comida que no es sana o que está muy procesada. Las medicinas también tienen un efecto secundario en el cuerpo, como la aspirina o ciertos antiinflamatorios, que causan problemas en el hígado y en las venas, pero en especial los antibióticos, que destruyen la flora intestinal.

3. Psicológicas: emocionales

Estrés, principalmente cuando ocasiona falta de sueño. Si no dormimos bien el cuerpo pierde la oportunidad de restaurarse y reparar daños. Además, las emociones reprimidas, como tristeza, preocupación, enojo y miedo, nos pueden debilitar o enfermar.

4. Hereditarias

Algunas enfermedades son hereditarias o existe una tendencia genética a que se presenten. En nuestras manos está cambiar estas tendencias. Una vida balanceada y saludable puede influir el factor genético.

5. Kármicas: espirituales

Todas las enfermedades que no se ajustan a las anteriores categorías tienen un origen kármico. Si no encontramos una razón de la enfermedad es por que la causan nuestras acciones, es decir, porque es karmática.

Las enfermedades no sólo son causa de lo que comemos y del ambiente en el que nos desarrollamos, sino de nuestro cuerpo emocional que se refleja en el cuerpo físico.

Después de asistir al curso *Conciencia de salud,* con Martha Sánchez Navarro, decidí no volver a ingerir medicinas, a menos que fuera sumamente necesario; además comencé a establecer una conexión tan profunda con mi cuerpo, que cuando he tenido algún tipo de dolor trato de identificar de qué emoción proviene y he aprendido a tratarlo con alimentación, hierbas y terapia de color. Este curso cambió mi percepción acerca de la enfermedad.

Desde entonces y hasta la fecha, en muy raras ocasiones me da gripa, y he sido una persona muy sana.

La enfermedad es una oportunidad para balancearnos a nivel físico, emocional, mental y espiritual.

El 70 por ciento del origen de las enfermedades se encuentra en las emociones negativas. Las más comunes son: miedo, temor, rencor e ira, las cuales afectan sobremanera al organismo y pueden generar enfermedades en huesos, glándulas suprarrenales, sistema inmunológico, etcétera.

Sabemos que las emociones se acumulan en el cuerpo y no en la mente; por eso algunas técnicas enfocadas al cuerpo funcionan tan bien, como el *Rolfing*, una terapia holística que consiste en una especie de masaje dirigido al tejido conectivo que realinea la estructura del cuerpo. De igual manera funciona la terapia corporal, que se basa en técnicas de masaje, estiramiento, respiración y movimiento a través de los cuales se alivia el sufrimiento, se activa la autosanación y se recobra la vitalidad.

Así como las emociones y los sentimientos afectan al cuerpo, también algunas de las funciones del organismo afectan a las emociones. Por ejemplo, cuando tengo mucha hambre me pongo irritable y de mal humor, o cuando me da mucho sueño y no puedo dormir, me siento muy abstracta y me cuesta trabajo concentrarme.

Científicamente se ha comprobado que, en muchas ocasiones, sustancias en la comida o en algunos productos de limpieza del hogar producen hipersensibilidad en el cerebro ocasionando dolores de cabeza, cansancio o ansiedad.

❁ LA INFLUENCIA DE LOS ALIMENTOS EN LAS EMOCIONES

La relación entre el cuerpo y la mente es kármica; cada acción que realizamos afecta a la otra, y viceversa. Una de las maneras más sencillas para comenzar a balancear las emociones y estar conscientes de qué es lo que nos afecta en ese ámbito, es la alimentación.

Seguramente te ha sucedido que a veces te sientes muy cansado, aunque hayas dormido bien, y no entiendes qué ocasiona dicho cansancio, o te sientes deprimido sin razón aparente; es probable que esto se deba a que ingeriste algún alimento que te provocó a ese desbalance.

En la siguiente tabla se describen algunas emociones negativas y la manera en que afectan al cuerpo.

Emoción	Descripción de la emoción
Temor	Miedo a las cosas que paralizan. Afecta glándulas suprarrenales, huesos y riñón.
Ira	Es útil para dejar ir las emociones y defender el territorio, pero cuando se sale de control se vuelve irritabilidad, enojo y agresión, lo cual daña al organismo. Afecta la digestión y al sistema inmunológico.
Tristeza	Lleva a conectarse consigo mismo y a restaurar el control interno, pero también puede llevar a la depresión.
Angustia	Se origina por no ser lo que se quiere ser y provoca mucho estrés.
Depresión	Sensación de que no se logran los proyectos; acaba con la fuerza y la esperanza. Hay culpa y un sentimiento de inutilidad con falta de ánimo y de motivación. En las mujeres se origina por falta de afecto y por soledad. En los hombres por pérdida de autoestima o de valoración de los demás.
Insomnio	Cada vez que dormimos ensayamos la muerte, pero como sabemos que vamos a despertar, nos dejamos ir. El insomnio se presenta porque queremos tener el control de la vida en todo momento. Da por miedo al subconsciente.
Nerviosismo	Por ansiedad, lucha por precipitación, por no confiar en la vida y por miedo al fracaso.

En la siguiente tabla se señalan algunos tipos de emociones negativas, los alimentos que contribuyen a generarlas, así como la manera en que es posible contrarrestar el desequilibrio que ocasionan a través de los alimentos adecuados.

Alimentos y emociones				
Emoción	Alimentos que en exceso la provocan	Alimentos que falta consumir	Remedio rápido	Órganos afectados
Depresión y melancolía	Azúcar, miel, maple, leche, granos	Frijoles, pescado, carne, granos	Alimento salado, umeboshi, olivas, anchoas, especias	Pulmones, intestino grueso, insuficiencia renal
Miedo	Azúcar, miel, maple, leche, granos, carne y aceites	Arroz integral, frijoles, vegetales cocidos	Jugo de manzana con kuzu, shoyu y umeboshi con kuzu	Riñones, adrenales, debilidad en el corazón
Enojo, temperamento impulsivo	Aceites y grasas, sal, arroz integral, queso, carne, huevos fritos	Ensalada, germinados, comida agria	Plátano, jugo de fruta, jugo de manzana con kuzu	Vesícula, debilidad en el estómago
Mucha risa, ansiedad, sobreemoción	Trigo, verduras verdes, comida cruda, estimulantes (café, chocolate, alcohol, especias, azúcar)	Algas marinas, comida salada, millet	Alimento salado	Debilidad en los pulmones, corazón, intestino delgado
Preocupación, falta de compasión	Productos lácteos, azúcar, dulces, miel, ensaladas, comida agria	Vegetales dulces, millet, maíz, verdura verde cocida, aceites, grasas	Pan y mantequilla	Estómago, páncreas, debilidad en riñones y adrenales

Fuente: Annemarie Colbin

SÍNTOMAS OCASIONADOS POR EMOCIONES Y PENSAMIENTOS

Cada emoción y cada pensamiento se reflejan en el cuerpo a través de un síntoma. La siguiente tabla te ayudará a descubrir cuál es la raíz del malestar o la enfermedad, en lugar de atacar sólo el síntoma a través de la automedicación o de cirugías, que muchas veces son innecesarias.

CORAZÓN	Su habilidad es el amor, la seguridad y la autosuficiencia.
	Sufren padecimientos o enfermedades relacionadas con este órgano las personas que han perdido sus objetivos y su motivación, la gente dependiente, quienes no saben fallar y buscan resolver todo racionalmente.
Infarto	Lo padecen quienes le han exprimido todo a la vida por dinero y éxito. Tienden al enojo; reprimen su rabia.
Colesterol alto	Temor a aceptar la felicidad, lo que lleva a que la persona se bloquee.
Calambres	Miedo y tensión.
Problemas de circulación	Dejar de tener una habilidad, por inhibir emociones positivas.
Presión alta	Gente muy emotiva que permite que todo a su alrededor la presione.
Presión baja	No saber confrontar las situaciones que se presentan.
ESTÓMAGO	Tiene la habilidad de la razón, para resolver problemas. Es el órgano que propicia la asimilación mental.
	Sufre padecimientos o enfermedades relacionadas con este órgano la gente enojona, irritable, corajuda, la que acumula pendientes, preocupaciones, a la que le cuesta asimilar lo nuevo.
Inflamación	Pensamiento exagerado.
Infección	Enojo, fastidio y coraje.

Mareo	No aceptar lo que llega, descargar pensamientos dispersos, negarse a ver las cosas.
Náuseas	Rechazo a una idea o a algo amargo.
Vómito	Rechazo violento a una idea, defensa a lo nuevo.
Agruras	Pensamientos que queman por dentro.
Exceso de apetito	Temor, necesidad de protección; gente hipersensible.
Falta de apetito	Protegerse de uno mismo.
Exceso de peso	Hipersensibilidad, inseguridad, autorrechazo, miedo, protección a los demás. Exceso en brazos: enojo por ser rechazados en el amor. Exceso en abdomen: porque no procuran alimentarse en paz. Exceso en muslos: enojo con alguna autoridad desde la infancia. Exceso en cadera: enojo, terquedad, creencias negativas con respecto al sexo.
INTESTINO DELGADO	Representa la asimilación mental. Sufre padecimientos o enfermedades relacionadas con este órgano la gente que se maneja por las apariencias, criticona habitual, que analiza demasiado.
Diarrea	Dejar ir mi bien; adviene por un susto.
Parásitos	Dar el poder a otros para que me manejen.
INTESTINO GRUESO	Representa la eliminación mental de lo viejo. Sufre padecimientos o enfermedades relacionadas con este órgano la gente aferrada, tacaña, inflexible, terca, que siempre cree que tiene la razón, que piensa que los tiempos pasados fueron mejores.
Estreñimiento	Estar atrapados en el pasado; es una sensación de seguridad.
Hemorroides	Por enojo con el pasado; son sentimientos que queman por dentro.

RIÑONES **PULMONES**	Los órganos pares tienen relación con el tema del contacto y la convivencia; su habilidad es la discriminación entre la verdad y la apariencia. Sufren padecimientos o enfermedades relacionadas con estos órganos las personas mentirosas, que no dicen lo que sienten.
Neumonía	Desesperación, estar cerrado a la vida.
Garganta	Aquí se encuentra toda la creatividad; es la avenida de la expresión.
Carraspera	Estar aferrado a un dolor del pasado; pensamientos dolorosos.
Nudo en la garganta	Miedo y sufrimiento porque no se entiende la vida.
Ronquera	Fricciones mentales, inflexibilidad; no querer romper patrones de conducta.
Sinusitis	Estar aferrado a las cosas negativas del pasado; irritación mental de una persona que está cerca.
Mormado	Son circunstancia de la vida que no se quieren enfrentar.
Gripa	Estar harto de cosas; agobio, confusión mental.
Fiebre	Miedo.
HÍGADO	Su habilidad es la paciencia, la conciencia de la paz. Sufre padecimientos o enfermedades relacionadas con este órgano la gente enojona, que reacciona como un niño, la impaciente, la intolerante. Detrás del enojo hay odio.
Hepatitis	Se padece por estar quejándose continuamente; también por hacer berrinches; gente que se resiste al cambio.
HUESOS	La habilidad de la armonía y la estructura mental. Sufre padecimientos o enfermedades relacionadas con los huesos quien no es flexible y el que pierde todo por enojo.
Osteoporosis	Gente que siente que no tiene apoyo en la vida; se siente muy frágil.

MÚSCULOS	Es lo que da el movimiento hacia el futuro.
Problemas con músculos	Resistencia a moverse hacia nuevas experiencias; inflexibilidad.
Torceduras	Enojo y resistencia a moverse en cierta dirección de la vida.
Caídas	Tambalearse hacia una decisión, lo cual va en detrimento de la armonía; si la caída es hacia adelante, significa miedo al futuro; si es hacia atrás, miedo al pasado.
Cuello	Puente que une al cuerpo con la mente. Permite ver el pasado, el presente y el futuro.
Tortícolis	No querer confrontar una situación; por lo que se mira de reojo.
ARTICULACIONES	Representan la movilidad, la dirección y la facilidad para moverse.
Reumatismo	Tercos, inflexibles; los que se sienten víctimas.
Artritis reumatoide	Profunda crítica a la autoridad, gente que se siente engañada o que piensa que la vida es injusta con ellos.
GLÁNDULAS	
Tiroides	Gente que no puede comunicar sus emociones y vive en el péndulo.
Diabetes	Se padece por el "si hubiera", por profunda pena y sentido de añoranza; gente que necesita autocontrol en sus emociones porque ha dejado de tener dulzura en su vida.
Hipoglucemia	Por abrumarse con los problemas de la vida.
PIEL	Su habilidad es proteger la individualidad.
Problemas en general	Irritación mental.
Acné	Personas hipersensibles, que no permiten que afloren sus sentimientos. Actitud de no aceptación.
Granos o espinillas	Pensamientos fermentados sobre algo doloroso y deseos de venganza.
Celulitis	Estar atrapado en el dolor del pasado, detenerse en las altas y en las bajas de la vida; temor a tomar decisiones propias.

Envejecimiento en la piel	Creencia en el carácter decadente de la edad, no aceptar cambios, temor a ser uno mismo, rechazo al aquí y al ahora.
GENITALES	Su habilidad es la creación de ideas y de vida.
	Sufre padecimientos o enfermedades relacionadas con los genitales la gente que no está contenta con su sexualidad.
Dolor premenstrual	Castigo por el desorden que vive en la persona; autorrechazo a la feminidad.
Endometriosis	Sucede por inseguridad, por echar la culpa a los demás.
Vaginitis	Pensamientos inflamados, enojo con la pareja o culpabilidad sexual.
Impotencia	Por no querer soltar el ego; se padece por temor a tratar con mujeres dominantes.
PECHO	Representa la maternidad y la nutrición de ideas de amor.
Cáncer	Por odio, rencor, amargura; es algo del pasado que no se ha resuelto y que está quemando por cargar tantos odios.
CABEZA	Es el órgano más activo.
Dolor de cabeza	Se padece para interrumpir las actividades y para dejar de pensar en cosas que no existen. Le da a la gente terca, perfeccionista, a los que tratan de imponer su ley y a quienes ejercen demasiada crítica y autocrítica.
Migraña	Es una variedad de las emociones negativas que no llegan a su conclusión; personas muy intolerantes a sus dificultades, que creen que las situaciones de su vida son espantosas; se sienten manipuladas o limitadas. Resistencia al fluir de la vida.
OJOS	La habilidad de verse a uno mismo y al mundo; los ojos representan la percepción mental de la ventana del alma, lo que ves en el estado mental.
	Se enferman de los ojos quienes no quieren ver algo acerca de ellos mismos o de lo que está en su pasado, presente o futuro.
Astigmatismo	Temor a verse uno mismo; es ver sólo su punto de vista. Gente muy susceptible.

Miopía	Temer al futuro, no confiar en el proceso natural de que lo mejor está pasando siempre.
Infecciones en ojos	Enojo, frustración y coraje en relación con algo que no quiero ver de mí mismo o de afuera.
CARA	Es la personalidad.
Nariz	Es el autoconocimiento; habla de cómo me siento en el mundo. Tiene la habilidad de percibir estados mentales.
Boca	Es la habilidad de transmisión de ideas, a través de la cual me expreso y tomo nuevas ideas para nutrirme.
Oídos	Representan la capacidad de escuchar, de comunicarse y de conocer los pensamientos de otros. (Se enferman de los oídos quienes no quieren oír o recibir información nueva.)
Cabello	Tiene la habilidad de la confianza en la vida; representa qué tan a gusto me siento con mi sexualidad —feminidad o masculinidad—. Habla de qué tan abiertos estamos con nuestro cuerpo físico y con el placer.
Canas	Creencia de la vejez; no aceptar los cambios. En la gente joven aparecen por presión y estrés.
Calvicie	Gente que quiere controlar todo, no tiene equilibrio entre lo que es la cabeza y el corazón. En el fondo creen que no controlan nada.
ALERGIAS	A nivel psicológico se producen porque se tiene la sensación de que se está muy solo o aislado; la persona es arrogante y no se acepta al mundo como es. Fisiológicamente representan un bajo sistema inmunológico y una insuficiente capacidad del hígado.

Algo que llama la atención en cuanto a las enfermedades es el enfoque que les dan los médicos, los medios de comunicación y las campañas publicitarias, pues generalmente las abordan con una connotación negativa. Por ejemplo, es común que utilicen términos como: "atacar la enfermedad", "luchar contra ella", "en contra de", "terminar con el mal", entre otras, y con esto lo único que se logra es amplificar su efecto, pues, como decíamos, lo que resiste, persiste. A las enfermedades simplemente hay que aceptarlas y transformarlas, y, con esa perspectiva, entender su origen, atenderlo y aprender la lección.

La salud es una cuestión holística. Desde mi punto de vista, lo primero que se debe hacer cuando se presenta una enfermedad es entender su origen y su significado y, a continuación, tratar de sanar por medio de la alimentación, de terapias alternativas y naturales, y siempre con una actitud positiva y mucha fe, pues generalmente esto es suficiente para una sanación completa. Sólo cuando la persona no mejore en un tiempo razonable, y los síntomas persistan o se intensifiquen, debe entrar en juego la medicina moderna.

Conozco muchos casos de personas que han sanado totalmente de esta manera, y quienes que no lograron recuperarse, llevaron la enfermedad con mucha paz y con menos dolor.

Si las enfermedades aparecen, tenemos que aprender a aceptarlas, al igual que las emociones negativas. Maestros como Krishnamurti, un ser lleno de luz, padeció cáncer de páncreas, una enfermedad de origen kármico, ya que no fue causada por una acción en vida. Según los hindús y los vedas, cuando se presenta una enfermedad kármica, algo se hizo en otra vida que se refleja en la actual.

Así, también existen casos de karma en esta vida. Un amigo de la familia fue diagnosticado con cáncer hace algunos años, y los médicos le pronosticaron no más de seis meses de vida. Esta noticia lo transformó, y en vez de rendirse, comenzó a analizar qué estaba mal en su vida, y decidió pedir perdón a la gente a la que le había hecho daño y perdonarse a él mismo. Seis meses más tarde volvió con los médicos, quienes descubrieron que el cáncer había desaparecido. Nuestro amigo sigue vivo y se ha dedicado a ser una persona de bien que da mucho a su comunidad.

Considerar a las enfermedades como una oportunidad para crecer, aprender y cambiar, en muchas ocasiones tiene un milagroso impacto en la salud.

Te invito a que cuando tengas algún síntoma, patológico, observes qué emoción lo origina y aprendas a conocerte mejor, que vayas conectándote con tus emociones y las liberes antes de que ocasionen algún daño en tu organismo, el cual puede llegar a ser irreversible. Tu cuerpo te avisa a través de señales si algo anda mal; escúchalas antes de que se origine alguna enfermedad mayor. Desde luego, esto no significa que debas dejar de consultar a tu médico o suspender el tratamiento con medicamentos. Esta información es una herramienta para ayudarte en tu proceso de recuperación y sanación. Evalúa de qué emoción viene cada enfermedad o síntoma patológico, y si se trata de una molestia sencilla, procura atenderla con remedios caseros, que en la mayoría de los casos son muy efectivos.

Más adelante, en el capítulo 13 "Medicina gourmet", profundizaremos en este tema.

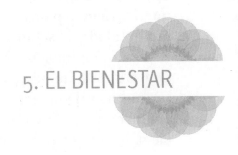

5. EL BIENESTAR

Una decisión real se mide por el paso que das para tomar acción.
Si no hay acción, no has decidido realmente.

ANTHONY ROBBINS

PRIMEROS PASOS HACIA EL BIENESTAR

Un organismo bien nutrido tiene muchos efectos positivos que van más allá de la salud; por ejemplo, mayor claridad mental, se intensifica la intuición y se genera un equilibrio entre el espíritu, el cuerpo y las emociones.

Es muy cierto que somos lo que comemos, ya que todo lo que ingerimos se convierte en nuestra sangre, órganos, células, emociones, pensamientos y sentimientos.

Una alimentación sana es fundamental en el camino hacia el bienestar. Su incorporación en la vida diaria debe ser un proceso sencillo, consciente y sin sacrificios, pues sólo de esta manera es posible adquirir hábitos que beneficien al organismo. Como ya mencionamos, toma 21 días dejar una adicción o conseguir un hábito, por lo que en esta aventura hay que ser pacientes y comenzar agregando e incorporando alimentos poco a poco.

Toma en cuenta que el sobrepeso y las enfermedades no aparecen de la noche a la mañana; de igual manera se requerirá tiempo para bajar los kilos de más y para recuperar la vitalidad y la salud.

Está comprobado que las dietas radicales y la modificación drástica de hábitos no funcionan. Es mejor incorporar cambios de manera paulatina, para que realmente sean efectivos y se conviertan en un estilo de vida. El clásico ejemplo son los propósitos de Año Nuevo, cuando la ocasión se presta para decidir hacer una transformación de vida hacia un estilo más saludable, y se promete iniciar una dieta, asistir a un gimnasio, dejar de beber alcohol, proscribir el tabaco y trabajar para tener una mejor actitud y un mejor carácter. Lo que sucede es que quien se propone todo esto, generalmente fracasa, pues son demasiados cambios al mismo tiempo, y el organismo lo resiente.

Cuando me consultan, muchos de mis clientes esperan que les dé una enorme lista de recomendaciones para cambiar su tipo de alimentación y estilo de vida, y me cuestionan cuando les digo que primero comiencen con un único propósito, y si lo cumplen, que pasen al segundo. De nada sirve darles diez recomendaciones, cuando al final no siguen ninguna. Date espacio y tiempo, y avanza ve paso a paso.

Tener claro tu objetivo, así como las acciones que requieres realizar para lograrlo, es muy importante para obtener resultados palpables en un proceso de cambio de vida.

A continuación encontrarás algunas recomendaciones, sugeridas por Joshua Rosenthal en su libro *Nutrición integral*. Las he aplicado con muchos de mis clientes y dan excelentes resultados.

Elige una o un par de estas recomendaciones, y comienza a ponerlas en práctica. Es suficiente para que notes un cambio en tu persona; después incorpora el resto, poco a poco. Y recuerda preguntarte: ¿qué puedo hoy hacer por mí?

1. Bebe más agua.
2. Cocina tus alimentos.
3. Consume más granos.
4. Aumenta el consumo de vegetales dulces.
5. Incrementa el consumo de verduras verdes.
6. Experimenta consumiendo más proteína.
7. Reduce el consumo de carne, lácteos, azúcar, café, alcohol, tabaco, comida procesada y comida rápida.
8. Construye nuevos hábitos que beneficien a tu cuerpo.
9. Establece relaciones positivas que te apoyen en tu proceso de cambio.
10. Encuentra una actividad física que te guste y que beneficie a tu cuerpo.
11. Encuentra un trabajo que ames y disfrutes, o una forma de amar tu trabajo actual.
12. Desarrolla una práctica espiritual.

CONECTARSE CON LA INTUICIÓN

Cuando sigues tu intuición, nunca te equivocas. De hecho, cuando escuchas tu voz interior tomas las decisiones correctas y evitas contaminarte con pensamientos, creencias o suposiciones que no son tuyas y que muchas veces son falsas.

Cuántas veces nos ha sucedido que vamos conduciendo el automóvil y llegamos a un punto en el que tenemos que decidir qué camino tomar, y de pronto surge una fuerza interior que nos hace girar hacia el lado correcto; en otras ocasiones, cuando lo pensamos y reflexionamos mucho, nos equivocamos.

En el amor sucede todo el tiempo. Conoces a alguien y te identificas fácilmente con esa persona; platicas y sientes una conexión muy especial, pero en el fondo algo te dice que no es la persona correcta; sin embargo, tratas de hacerte *co-co wash* para convencerte de que sí es la persona adecuada. Finalmente te das cuenta de que tu intuición era acertada, y que el apretujón que sentiste en el corazón era la señal de que no era una persona conveniente para ti. En otras ocasiones tu mente te confunde haciendo lo opuesto.

De igual manera pasa con la comida; esa misma fuerza te mueve a que cierto alimento te agrade o no, y muchas veces es una indicación clara de que un producto no tiene las condiciones de calidad para consumirse o que no es bueno para tu salud.

Los niños tienen muy desarrollado este sentido. Observa cuando dicen que ya no quieren comer o algo no les gusta; la razón es que su cuerpo sabe más que su mente. Muchas madres obligan a sus hijos a comer determinados alimentos y les provocan un rechazo inmediato o hasta un dolor de estómago.

Es muy importante reconectarnos con la intuición; es la naturaleza y la fuente de toma de decisiones más sabia y más cercana al verdadero ser. Cuando las decisiones se basan en la intuición, nunca hay errores, y cuando crees que te equivocaste, es porque es necesario aprender una lección.

Las emociones también son un buen radar para movernos en la vida. Imagina que remas en un río en el sentido de la corriente, y percibes una sensación de paz, alegría y tranquilidad; eso quiere decir que estás fluyendo y que te estás dejando llevar por una fuerza que te acerca a tu destino. Pero en cuanto comienzas a remar a contracorriente, de inmediato experimentas tensión, ansiedad, preocupación y miedo, lo que claramente indica que estás forzando el camino.

La intuición y las emociones son buenas guías. Sin embargo, la mente nos confunde si basamos nuestras decisiones en ella, en el qué dirán o en qué es lo correcto.

En lo personal, sigo este principio que me ha ayudado mucho a conectarme con mi intuición y a entender que a veces lo que queremos no es lo que necesitamos, y que tenemos que aprender a aceptar que no siempre los planes van a salir como queremos ni hacia la dirección que esperamos conducimos. Todos los sucesos y las experiencias tienen una razón de ser; es lo que se requiere vivir para despertar a otro nivel de conciencia.

CAMBIO DE HÁBITOS ALIMENTICIOS

Un factor muy importante para estar saludable y llevar una vida en balance e integral consiste en seguir las señales de la intuición y redescubrir la forma de alimentarnos sanamente.

Revisemos algunas recomendaciones muy útiles para comenzar a cambiar los hábitos de alimentación.

1. Olvídate de las dietas

Las dietas no funcionan. Nuestro cuerpo se transforma constantemente. Cada siete años dejamos de ser quien éramos a nivel celular y nos reinventamos. Así también sucede con las dietas, lo que nos funciona hoy tal vez no lo haga en seis meses, así que tenemos que escuchar al cuerpo y experimentar diferentes formas de comer y ver cuál es la más conveniente en cada momento.

Durante todos los años que estuve atorada en el ciclo de las dietas, me di cuenta de que ninguna me funcionó a largo plazo y que siempre, en algún momento, me sentí desnutrida. Durante muchos años me desconecté de lo que mi cuerpo me pedía y me dejé guiar por las dietas que estaban de moda, las que me recomendaban mis amigas, siempre esperando resultados inmediatos.

Hace aproximadamente tres años me encontré con una amiga que durante años había sufrido de sobrepeso; la vi mejor que nunca y muy delgada. Cuando le pregunté cómo lo había logrado, me dijo que había seguido los principios del libro *Intuitive Eating* (El comedor intuitivo) de Evelyn Tribole y Elyse Resch, el cual me recomendó. Me dijo que con toda seguridad yo cambiaría mi percepción de las dietas.

La lectura de ese libro me transformó. Finalmente me liberé del ciclo de las dietas que me había hecho tanto daño, y desde ese día hasta hoy no he vuelto a seguir ningún tipo de dieta.

2. Respeta las señales de hambre

El cuerpo no miente, cuando tiene hambre nos avisa a través de sonidos o emociones, y hay que hacerle caso. Es recomendable tener a la mano algún tipo de *snack* para los momentos en que sintamos hambre, ya que si se ignoran esas señales, el cuerpo entra en un estado de emergencia y comienza a almacenar grasa.

3. Haz la paz con la comida.
No te prives de ningún alimento

Hacer la paz con la comida es uno de los pasos más importantes en el proceso de liberación de las dietas. Hay que tener conciencia de que la comida está ahí para nosotros y que tenemos acceso a ella cuando queramos. En el momento en que comprendemos esto, poco a poco nos libramos de los antojos o de los impulsos compulsivos por querer comer más.

4. Despide a tu policía interno

La naturaleza de muchos humanos es ser muy duros con ellos mismos; muy perfeccionistas. Nos la pasamos juzgando y etiquetando las cosas con base en si está bien o si están mal. Todos tenemos ese policía interno que nos cuida de que no hagamos nada malo, y cuando lo hacemos nos entra una terrible culpabilidad. Por eso, cuando llegues a comerte un pastel de tres leches con mucha azúcar, disfrútalo y acéptalo, no lo hagas con culpa ni regañándote.

5. Conéctate con tu nivel de satisfacción y escucha las señales de tu cuerpo cuando esté lleno

En el fondo, tú sabes hasta dónde comer. Una técnica que te ayudará a identificar el nivel de satisfacción consiste en que, una vez que hayas ingerido la mitad de la comida que hay en tu plato, dejes los cubiertos, respires profundamente y le preguntes a tu cuerpo si todavía tiene hambre.

En muchas ocasiones te darás cuenta de que en realidad ya no tienes hambre. Entonces, guarda lo que te sobró para otro día y continúa tus actividades; si te quedaste con hambre, sigue comiendo. Es importante que comas hasta llenar 80 por ciento de la capacidad de tu estómago, para que dejes un espacio libre, lo que te ayudará a digerir mejor.

6. Enfrenta tus emociones sin recurrir la comida

Es muy común comer por causa de las emociones. Cuando estamos tristes y desconsolados, creemos que necesitamos comer para sentirnos mejor; y de igual manera, cuando hacemos algo muy bien, acostumbramos comer para recompensarnos.

Comemos para vivir, no vivimos para comer. Escuchar los avisos del cuerpo es fundamental para llevar una alimentación sana.

Así que si terminas una relación de pareja y sientes el impulso de correr al refrigerador por todo el bote de helado, respira profundamente y tómate un vaso con agua, sal de tu casa y da una caminata. También es una buena opción asistir al gimnasio y tomar una clase de *kickboxing*, en la que puedas sacar todo tu enojo.

Si deseas celebrar que te aumentaron el sueldo, trata de hacer planes que no requieran de comidas para festejar; puede ser ir al cine, al teatro, caminar en el parque o ir a bailar.

Procura que la comida no se vuelva tu primera opción para desahogar una emoción.

7. Ten respeto por tu cuerpo

Así como tenemos respeto por las demás personas, por la naturaleza o por algunas ideologías, también debemos respetar nuestro cuerpo. Esto significa cuidarlo, amarlo y ser compasivos con él.

Somos demasiado exigentes con el cuerpo: queremos ser más delgados o más atléticos, más altos o más bajitos, con más o menos cadera y pompa. Nunca terminamos de aceptarnos como somos de acuerdo con nuestra genética, y buscamos llenar las expectativas de lo que los medios de comunicación han determinado que es la belleza; de ese modo nos faltamos el respeto a nosotros mismos.

En principio, somos seres perfectos. La belleza tiene muchas definiciones y los estereotipos simplemente nos han llevado a emprender una lucha constante con la imagen y a sufrir problemas de autoestima, además de terribles enfermedades como la anorexia y la bulimia, entre otras.

Ámate tal como eres y respeta a tu cuerpo.

8. Honra tu salud a través de la alimentación

Cuando conocemos el efecto que tiene la comida en el cuerpo, todo cambia; comenzamos a comer no sólo por comer, sino con la intención de nutrirnos, de estar saludables y desarrollar nuestro potencial humano a su nivel más optimo. Tú eres lo que comes y te mereces lo mejor.

9. Evita comer de más

Comer en exceso es el primer paso para el envejecimiento. Se ha comprobado que la gente más longeva del mundo basa su alimentación en determinado nivel calórico y en pequeñas porciones de alimento. El exceso de comida en nuestro cuerpo y, sobre todo, la abundancia de proteína animal, de alimentos procesados y enlatados, son los principales desencadenantes de enfermedades como la obesidad, el cáncer y la diabetes.

El exceso de apetito puede deberse a que se tienen parásitos o a que tu organismo no está absorbiendo bien los nutrientes de los alimentos.

10. Horarios de comida

Los horarios para comer son sumamente importantes para que el hígado y el sistema digestivo cumplan sus funciones de manera adecuada y para prevenir las enfermedades y el sobrepeso.

Durante la noche damos tiempo para que la energía del cuerpo se concentre en limpiar el organismo y, sobre todo, para que el hígado purifique la sangre. Por esto es importante que tomemos nuestro último alimento del día al menos tres horas antes de ir a dormir, ya que, por ejemplo, los granos y las legumbres se tardan en ser digeridos justamente ese tiempo, y se requiere haber concluido la digestión para que el cuerpo proceda a iniciar la limpieza y la purificación.

Existen distintos sistemas para comer que difieren en el número de comidas al día:

Dos comidas al día: este sistema es ideal para las personas que llevan una dieta vegana (que no consumen ningún producto animal ni sus derivados) o vegetariana (que no comen carne, pero pueden consumir algunos derivados animales como lácteos o huevo). Ayuda a tener más claridad y más fortaleza física y mental. Se recomienda hacer el primer alimento entre 7:00 y 9:00 de la mañana, cuando el sistema digestivo está más activo, aunque de 9:00 a 11:00 también es un buen horario. Comer verduras y frutas en forma abundante, ya sea cocinadas ligeramente o crudas. Se recomienda tomar el segundo alimento entre 3:00 y 6:00 de la tarde, una porción, ligera a base de proteínas, vegetales y granos.

Tres comidas al día: este sistema es ideal para los que ejercitan demasiado su cuerpo o realizan labores pesadas, pero también para quienes padecen problemas de baja azúcar en la sangre y para los que están en la transición de reducir su consumo de carne y pollo. Es el sistema más común. La primera comida tiene que hacerse entre 7:00 y 9:00 de la mañana. Debe de ser ligera, de preferencia a base de vegetales y sopas. La segunda, entre 11:00 y 13:00 horas, y que consiste en una porción abundante con muchas frutas y verduras. La tercera comida debe hacerse entre 17:00 y 19:00 horas, debe ser más ligera y que incluya proteínas y granos.

Tres comidas y dos snacks: este sistema es ideal para regular el azúcar en la sangre, recomendable para la personas que quiera acelerar su metabolismo o para los atletas. Antes del desayuno es importante despertar el sistema digestivo con sutileza, dándole un té o un vaso de agua tibia con limón.

Experimenta con estos tres tipos de horarios y verifica cuál te funciona mejor. Para los niños es recomendable que coman tres veces al día.

RECOMENDACIONES PARA DEJAR DE COMER COMPULSIVAMENTE

Comer compulsivamente es un síntoma y no la raíz del problema; se considera un desorden alimenticio tan grave como la bulimia o la anorexia. Se estima que poco más de 2 por ciento de la población sufre este padecimiento, que se relaciona con la depresión, los miedos y las fobias.

Un comedor compulsivo come sólo lo que le gusta, por lo general sin compañía y únicamente se detiene si hay dolencia física que le impida continuar. Crea sentimientos de culpa y enojo, y genera problemas de salud como obesidad e hipoglucemia. También ocasiona oscilaciones continuas de peso.

Las siguientes recomendaciones son muy útiles para ayudar a la recuperación de este nocivo hábito alimenticio, aunque es aconsejable buscar ayuda profesional:

1. Come únicamente cuando tengas hambre.
2. Para consumir tus alimentos, elige un lugar tranquilo y sin distracciones.
3. Come sólo lo que tu cuerpo te pide.
4. Come hasta que estés satisfecho y deja 20 por ciento de espacio en el estómago para digerir mejor.
5. Ingiere sus alimentos con conciencia.
6. Come con gusto y placer.

El bienestar individual ocurre de adentro hacia afuera. Cuando cambies tu alimentación y tus hábitos, y comiences a sentirte bien, sano y energetizado, te darás cuenta de que el bienestar se expande hacia el exterior, a todos los aspectos de tu vida.

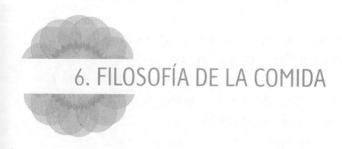

6. FILOSOFÍA DE LA COMIDA

Mantener el cuerpo saludable es un deber. De otra forma
no podremos tener una mente fuerte y clara.

Buda

Existen tantas teorías dietéticas, que muchas veces nos confunden y llega un momento que con tanta información ya no sabemos qué hacer ni qué es conveniente comer.

La nutrición integral se basa en la bioindividualidad del ser humano, es decir, en que cada organismo reacciona de diferente manera, y lo que para uno puede ser medicina, para otro puede ser veneno.

Entonces, ¿qué pasa con las dietas? ¿Cuáles sí funcionan y cuáles no?

Es muy sencillo: las dietas que funcionan son las que te hacen sentir bien, las que te dan energía y con las que realizas menos sacrificios.

A continuación presento una pequeña introducción de las dietas, o filosofías de alimentación, que se apegan más a nuestras raíces y que llevan cientos de años vigentes como formas sanas de alimentación, comprobando sus poderes curativos y sanadores.

Las culturas japonesa, india y china, traen de sus raíces estas filosofías que fueron practicadas durante muchos años para conseguir dietas balanceadas, formas de vida más sanas y maneras de vivir para estar más en contacto con la naturaleza y con la energía de los ciclos de la vida.

Independientemente de la forma de alimentación que elijas, siempre debes preguntarte tres cosas:

- ¿Mi abuela cocinaba estos alimentos y mis antepasadas los consumían?
- ¿Provienen de la naturaleza y tienen vida?
- ¿Se la daría a un bebé?

Si tu respuesta a cualquiera de las tres preguntas es afirmativa, entonces se trata de un alimento sano que te hará sentir bien.

Regresar a nuestras raíces y a la sabiduría de los ancestros es una guía perfecta para desarrollar el arte del bienestar.

EXPANSIÓN Y CONTRACCIÓN

El principio de esta teoría se basa en la filosofía yin-yang, las fuerzas opuestas del universo que nos hacen entrar en balance; y que mueven la energía de la Tierra.

¿En qué consiste?

EXPANSIVO: húmedo, suave, caliente, crece hacia arriba, abierto.

Imagina a una bailarina abriendo los brazos y fluyendo con el movimiento: algas moviéndose en el mar, lechugas creciendo hacia el sol y expandiéndose.

Métodos de cocina: crudo, al vapor, salteado, hervido.

Alimentos: vegetales que crecen cerca de la tierra, maíz y todo lo que crezca hacia arriba.

Cuando consumes comida expansiva te sientes relajado y suelto.

En exceso, pude provocar dolor de cabeza, distracción; te vuelves abstracto y sientes mareo.

CONTRACTIVO: seco, duro, frío, crece hacia adentro, cerrado.

Imagina a un chef, cuya profesión es contractiva, concentrado, con los brazos y el cuerpo muy cerrado y dedicando toda su energía a cortar alimentos.

Métodos de cocina: más cocido; mientras más tiempo de cocción más contractivo. Horneado.

Alimentos: zanahoria, sal, soya, miso, huevos, proteínas animales.

Cuando consumes alimentos con efecto contractivo sientes el cuerpo un poco tenso, duro.

En exceso puede provocar dolor de cabeza; produce antojo de algo dulce inmediatamente después de comer

NEUTRO: también existen alimentos neutros que ayudan a nivelar; se deben incluir en mayor cantidad en nuestra alimentación.

Alimentos en balance: vegetales, algas marinas, semillas, nueces, granos, pescado, trigo, arroz y millet.

PRINCIPIO ÁCIDO/ALCALINO

El pH (potencial de hidrógeno) es una medida de la acidez o alcalinidad de una solución. La sangre y la saliva tienen un pH de 7.4, que es el nivel en el que se encuentra en balance el organismo. Cuando el cuerpo está más ácido que

BEBIDAS	VEGETALES	LÁCTEOS	ALIMENTOS DE ORIGEN ANIMAL
Licores	Azúcar		
Sodas	Especias tropicales		
Vino	Grasas y aceites		
Cerveza	Frutas tropicales		
Jugo de frutas	Frutas de regiones templadas	Helado	
Infusiones de hierbas aromáticas	Germinados	Mantequilla	
Jugos vegetales	Lechuga	Yogur	
Te verde	Vegetales de crecimiento rápido		
Café	Tubérculos	Leche	Marisco
	Tallos	Queso cottage	Pescado blanco
	Vegetales amargos / Verduras verdes		Pescado rojo
	Vegetales marinos	Munster	Cerdo
	Calabazas	Gouda	Pavo
	Raíces		
	Nueces	Parmesano	Pollo
	Frijoles		Res
Ginseng	Granos		Aves silvestres
	Salsa de soya sin gluten o trigo	Quesos de leche oveja	Animales de caza
		Quesos de leche de cabra	Huevo
	Miso	Queso feta	
	Sal		

CONTRACTIVO

alcalino (pH menor a 7), se crea el ambiente propicio para generar enfermedades, además de que contribuye al sobrepeso y a la retención de líquidos.

Cuando el cuerpo está en un estado ácido, inmediatamente se siente mal aliento, se forma una capa blanca en la lengua, se sufre por la retención de líquidos, aparece celulitis, falla la memoria, hay poca claridad mental y mucha distracción.

La acidez también ocasiona osteoporosis, problemas dentales, presión alta, cáncer, diabetes, fatiga crónica, enfermedades virales, presencia de parásitos, sida, cistitis y debilidad del sistema respiratorio

Con una alimentación balanceada y alcalina se pueden prevenir los bochornos, los cambios de estado de ánimo y los problemas ocasionados por la deficiencia de minerales en los huesos, entre muchos otros beneficios.

❀ AYURVEDA

El Ayurveda (*ayus* = vida; *veda* = sabiduría) es uno de los sistemas más antiguos de sanación, originario de India, que basa su alimentación en el cuerpo individual y de acuerdo con las estaciones del año; además, balancea los seis sabores que existen, para que el cuerpo se nutra adecuadamente y en equilibrio.

Este sistema se apoya en la meditación, yoga, ejercicio cardiovascular, *pranayamas* o técnicas de respiración y dieta.

También se basa en el balance entre los doshas del cuerpo. (El dosha es una forma de clasificar el biotipo de las personas con base en parámetros de cuerpo-mente. Existen tres tipos: Pitta, Vata y Kapha).

pH	Alimentos que influyen en el nivel de pH	Contenido de alimentos que afectan el pH	Estilo de vida que induce pH
Ácido	Alcohol	Cloro	Estrés
	Azúcar refinada	Azufre	Drogas
	Café	Fósforo	Infección
	Aceites		Fumar
	Semillas		Falta de ejercicio
	Nueces		Comer en exceso
	Frijoles		
Ácido	Leche		
	Pescado		
	Pollo		
	Carne		
	Huevo		
Neutro	Mantequilla		
	Yogurt		
	Quesos		
Alcalino	Algas marinas	Calcio	Ejercicio físico
	Comida verde	Magnesio	Yoga
	Comida fermentada	Potasio	Ejercicios de respiración
	Sal de mar	Sodio	
	Frutas		
	Vegetales		
	Leche pura		

El doctor Dulliard los clasifica por estaciones:
Pitta: **Verano**
Vata: **Invierno**
Kapha: **Primavera**

PITTA

Es la inteligencia del fuego y del agua.

Es responsable del metabolismo y de la producción de energía.

Las personas que corresponden a este dosha tienen mayor masa muscular, su cuerpo es atlético, su piel rojiza o amarilla y se irrita fácilmente. Su cuerpo suele estar caliente. Son bien organizados y tienden a ser buenos líderes; son emocionales, competitivos y apasionados. Tienen buen apetito.

Características: caliente, ligero, levemente grasoso, fluido, humectado.

Cuando se encuentran en balance son ágiles, productivos; trabajan bien bajo presión, son buenos oradores públicos, organizados, energéticos y entusiastas. Su constitución es media, prefieren el frío, y su hambre es aguda.

Cuando están en desbalance son irritables, agresivos, críticos, con estrés, muy competitivos; presentan problemas en la piel, exceso de sudoración, inflamación, acidez, canas, caída de cabello y úlceras.

Factores que agravan: enojo, exceso de sol, ayuno o comer en exceso, impaciencia, frustración; sabores salado, ácido y picante. Periodo de julio a octubre.

Dieta que los favorece: incrementar verduras dulces y comida cruda.

Alimentos que deben evitar: especias muy picantes y exceso de comida animal, en especial carne roja.

Ejercicio: se recomienda practicar bastante ejercicio de manera regular. Por su naturaleza competitiva, tienden a ser los mejores si se lo proponen. Como los rige el fuego, deben tener cuidado de no realizar deportes que los sobrecalienten. Les atraen los ejercicios individuales. Les beneficia hacer ejercicio en equipos para que aprendan a jugar en conjunto. Los mejores deportes para este tipo son: basquetbol, ciclismo, golf, hockey, esquiar en nieve, artes marciales, surf, yoga y disciplinas acuáticas.

VATA

Sus elementos son el aire y el espacio.

Movimiento, que está a cargo de la sangre, el agua, los nervios y la digestión.

Son de constitución delgada y pueden ser pequeños o altos. De sueño ligero, tienen un sistema nervioso muy activo y un metabolismo rápido. Les cuesta trabajo subir de peso.

Características: seco, cambiante, ligero, frío, rápido, duro, sutil.

Padecen de intestino débil y a veces se les dificulta digerir bien los nutrientes.

Cuando se encuentran en balance son de acción rápida, creativos, hablan más rápido, concentrados, agudos; son de apetito regular, delgados.

Cuando están en desbalance tienen mucho gas, se hinchan, la piel se seca, están nerviosos; sufren insomnio, estreñimiento, fatiga, dolor de cabeza, ansiedad, preocupación. Pierden peso.

Factores que agravan: realizar demasiado ejercicio, los climas fríos; duelo, miedo, descansar poco, viajes; sabores astringente, amargo y picante. Periodo de noviembre a febrero.

Dieta que los favorece: comer pequeñas cantidades de proteína animal (el pescado es la mejor opción), más grasa, comida caliente, vegetales de tierra (papas y camotes) y granos como el arroz integral.

Alimentos que deben evitar: exceso de comida cruda, sobre todo en invierno.

Ejercicio: se recomienda practicarlo regularmente, pues los ayuda a tranquilizar la mente. Aman la velocidad y el movimiento rápido, pero tienen que hacerlo con moderación para tener balance. Pueden llegar a convertirse en adictos al ejercicio porque necesitan estar en continuo movimiento y son hiperactivos. Los deportes recomendados para este tipo son: aerobics, ballet, ciclismo, danza, golf, tai-chi, tenis, ping pong, natación, caminata, levantamiento de pesas, yoga, cabalgata y navegación a vela.

KAPHA

Sus elementos son el agua y la tierra.

Representan la estructura física.

Este tipo de personas es influida por las cualidades de la primavera, que es la temporada de las alergias, las lluvias y la renovación. Son de constitución gruesa o grande, suelen ser muy fuertes y tienen facilidad para subir de peso. Su metabolismo es lento y sus intestinos, muy fuertes.

Características: pesado, frío, dulce, suave, lento, pegajoso, grasoso.

Cuando se encuentra en balance es tranquilo, calculador; lo que promete lo cumple; amoroso. Su cuerpo está bien formado, fuerte, sólido; piel suave, tranquilo, pelo grueso.

Cuando está en desbalance se guarda las emociones; flojo, duerme demasiado, presenta exceso de peso, tiende a la depresión; congestión nasal, piel grasa, digestión lenta, palidez, asma.

Factores que agravan: dormir durante el día, la comida pesada, poco ejercicio, ser posesivo; sabores dulce, amargo y salado. Periodo de marzo a junio.

Dieta que los favorece: más vegetales, comida cruda y ligera, granos, huevo. Las especias son muy recomendables para su balance.

Alimentos que deben evitar: aceites y grasas (reducir su consumo), lácteos, gluten y carne roja.

Ejercicio: debe ser moderado; necesitan ser motivados a hacer ejercicio y lo requieren para no caer en el sobrepeso o la obesidad. Aman los deportes de equipo. Disfrutan del juego y no están enfocados en ganar, sino en divertirse. Deportes recomendados: basquetbol, gimnasia, raquetbol, tenis, voleibol, natación, tenis, artes marciales, jogging, escalar, caminar, baseball y ashtanga yoga.

HORARIOS

El Ayurveda se basa en el ciclo de la vida para llevar una vida más balanceada. Sus principios sostienen que siguiendo el horario de la naturaleza encontraremos más balance y mayor paz en nuestra vida.

- De las 6:00 a las 10:00 horas (Kapha): es el mejor horario para la actividad; el ejercicio físico es muy recomendable a esta hora.
- De las 10:00 a las 14:00 horas (Pitta): buen momen-to para comer y cuando mejor trabaja el sistema digestivo.
- De las 14:00 a las 18:00 horas (Vata): tiempo para la agilidad mental y el trabajo.
- De las 18:00 a las 22:00 horas (Kapha): se recomienda reducir el nivel de actividad y procurar dormir antes de las 22:00 horas.
- De las 22:00 a las 2:00 horas (Pitta): es cuando el cuerpo trabaja en la desintoxicación.
- De las 2:00 a las 6:00 horas (Vata): es el horario de los sueños.

Es recomendable cenar temprano, de preferencia entre las 19:00 y 20:00 horas, ya que según el Ayurveda, en el horario de las 22:00 horas a la 1:00 el hígado realiza el proceso de desintoxicación; además, recordemos que el organismo tarda aproximadamente dos a tres horas en digerir los alimentos, por lo que es aconsejable dormir cuando este proceso se ha terminado; incluso este hábito ayuda a mantener el peso ideal. Por lo mismo, también es importante dormir en ese horario, para que la energía se concentre en la limpieza y no en la digestión ni en ver malas noticias en la televisión.

EL AYURVEDA Y LA DESINTOXICACIÓN

El Ayurveda recomienda algunos sencillos métodos para estimular el proceso de desintoxicación:

- En ayunas, tomar agua caliente con limón o sola, lo cual ayuda a despertar el sistema digestivo de una forma no agresiva, además de que quema grasa y favorece el funcionamiento de los intestinos.
- Masajear la piel, que es el órgano más grande para propiciar la desintoxicación, con una toalla tibia o un cepillo para la piel, lo que permite eliminar células muertas y estimular la circulación.
- La dieta específica de desintoxicación consiste en lograr un balance de sabores, siguiendo preferiblemente un sistema vegetariano, para lo cual se utilizan especias como cúrcuma (turmerico), que es antiinflamatorio y pimienta de cayena, para eliminar el exceso de moco; además se debe evitar el consumo de grasas, alimentos fritos y verduras cocidas.

LA DIETA AYURVÉDICA

Una comida basada en el Ayurveda debe contener algo caliente, con proteína, ensalada, vegetales, grasa buena, especias y un pequeño postre endulzado naturalmente, además de los seis sabores.

Los alimentos que están restringidos son: comida procesada, exceso de azúcar refinada, cafeína y exceso de proteína animal.

Veamos el ejemplo de menú para un día:

MENÚ

Desayuno: avena con almendras, fruta seca, miel y especias.

Comida: curry con verduras, arroz y lentejas.

Snack: almendras y té de hierbas.

Cena: pescado con yogurt, chutney de mango, ensalada de verdura verde y semillas de ajonjolí.

Postre: pudín de arroz con comino, miel, leche de almendra y canela.

SISTEMA MACROBIÓTICO

La palabra *macrobiótica* viene de las raíces griegas que significan vida larga. La filosofía macrobiótica llego de Japón a América en los años de 1900 con George Osawha, y en los años setenta se hizo muy popular gracias a Michio Kushi, que es la que conocemos hoy en día. Sus principios provienen de la filosofía china ying yang, que representa los lados opuestos y las dos fuerzas que gobiernan el universo.

La dieta macrobiótica, más que una forma de nutrición, es un estilo de vida que se basa en una vida de conciencia espiritual, física y planetaria. Algunos preceptos que sigue, aparte de la alimentación, es mantener la casa simple y limpia, usar más ropa de algodón y menos tejidos sintéticos, utilizar pocas joyas, dedicar tiempo a la meditación y a la oración, además de tener buen sentido del humor y estar en buenos términos con la gente.

Esta dieta ha sido aplicada a pacientes con cáncer, ya que es baja en grasas y fibras. También logra balancear los niveles de azúcar en la sangre. Su principio fundamental es comer granos, como arroz integral y algas marinas.

La cantante Madonna, por ejemplo, durante muchos años ha basado su alimentación en esta filosofía, lo que le permite tener mucha energía y le ayuda a mantenerse en su peso ideal.

Una de las desventajas de seguir estrictamente esta dieta es que casi no se contiene comida cruda, que es la que proporciona enzimas y energía; el exceso de comida salada como miso, algas y pescado provoca antojos dulces y expansivos, y sólo permite beber agua cuando se tiene sed, no obstante que el organismo requiere hidratarse más. Por eso recomiendo incorporarla sin rigidez, a menos que realmente conozcas tu cuerpo lo suficiente y estés seguro de que es específicamente lo que necesitas.

Alimentos permitidos:

- **Granos:** de 40 a 60 por ciento de la dieta.
- **Vegetales:** de 25 a 30 por ciento.
- **Frijoles:** 5 por ciento.
- **Sopas:** de 5 a 10 por ciento.
- **Algas marinas:** de 3 a 5 por ciento.
- **Pescado:** de una a tres veces a la semana.

Comida restringida: lácteos, carne, huevo, azúcar refinada, chocolate, fruta tropical, café, especias picantes y vegetales como la berenjena y los pimientos.

EJEMPLO DE MENÚ MACROBIÓTICO

- **Desayuno:** sopa de miso con hongos shitake, arroz integral y verduras verdes.
- **Comida:** quinoa con soya, verduras verdes, frijoles con jengibre y sal.
- **Cena:** algas marinas, udon o pasta japonesa.

CONDICIONES PARA TENER BUENA SALUD SEGÚN GEORGE OSAWA

Físicas

1. Dolor. Permite que el dolor sea una invitación al bienestar. El dolor es una señal para que estemos más conscientes de nuestra vida y es una alerta de que algo no está bien, de que es tiempo de revisar las señales y cambiar de dirección.

2. No fatiga. No sentir cansancio al levantarse en la mañana o tener decaimiento de energía durante el día. La sensación de no estar cansado es algo psicológico que ayuda a aceptar nuevos retos, seguir trabajando y creciendo.

3. Buen apetito. Comemos para vivir, no vivimos para comer. El tener buen apetito es sinónimo de salud. Lo que modifica nuestro apetito es el azúcar, la cafeína, el chocolate, los medicamentos, el estrés y el tabaco. Lo que se necesita para tener mejor apetito son granos. A nivel emocional, significa tener hambre por la vida, por descubrir y vivir.

4. Dormir bien. Es muy importante dormir bien para mantener una buena salud. El insomnio y privarse del sueño nos conduce a la enfermedad. Es recomendable tomar de 15 a 20 minutos para tranquilizar la mente y relajarnos antes de dormir. Dormir bien significa conciliar el sueño en cinco y siete minutos después de acostarse, entre cinco y siete horas continuas, sin

roncar, ni hablar ni soñar, ni moverse mucho durante la noche.

Psicológicas

1. Buena memoria. La memoria es importante, ya que nos recuerda cómo llegamos a donde estamos, cuáles fueron los errores que cometimos en nuestra vida para no volver a cometerlos y nos ayuda a tener presencia de los recuerdos que nos permiten a crecer en la vida.
2. Buen humor. Significa evitar el enojo, la ira o la impaciencia. Conservar un buen sentido del humor ante cualquier situación y procurar rodearnos de todo lo que nos permita reír y sonreír. En momentos difíciles hay que evitar aislarse y vivir desde una perspectiva positiva.
3. Precisión en lo que piensas y en lo que haces. Esta condición nos recuerda que tenemos un sistema nervioso que está balanceado, fuerte y que fluye bien. Tirar objetos, ser torpes o decir cosas negativas, son indicaciones de que nuestra percepción y nuestro movimiento no están en equilibrio. Precisión es saber qué es lo que necesitas hacer, ser claro y llevarlo a la acción de una forma consciente.

Social

1. Ser responsable. Dejar de culpar a los demás por nuestras acciones y nuestros errores. La culpa sólo nos paraliza; es cuestión de aceptar que nosotros creamos absolutamente todo lo que nos sucede en la vida.
2. Tomar decisiones. Ya que tomamos responsabilidad por nuestras acciones, es importante considerar las diferentes opciones que existen a la hora de tomar una decisión, estudiando todas las posibilidades y los diferentes resultados.

Espiritualidad

1. **Honestidad.** Mucha gente miente por miedo al rechazo y por querer quedar bien. La honestidad viene desde el yo interno. Es muy importante ser íntegro y claro. Cuando estamos sanos, dejamos a un lado el miedo y comenzamos a ser más honestos con nosotros mismos y con los demás.

2. **Humildad.** Es lo contrario de la arrogancia, que es el mayor de los males, el cual nos lleva a experimentar una sensación de superioridad, y a creer que lo sabemos todo y que ya no hay nada que aprender. La humildad es una de las más difíciles condiciones de salud que debemos seguir. Simplemente sé consciente de tu arrogancia y déjala ir.

3. **Gratitud.** Estar agradecido es tener salud. Tenemos la creencia de que no somos lo suficientemente buenos, inteligentes, guapos, etcétera. Vivimos como víctimas, en lugar de apreciar lo que tenemos y agradecer lo que somos.

4. **Amor.** Es la aceptación de uno mismo en la imperfección y en la alegría. El amor hacia los demás, sin juicio y sin esperar algo a cambio.

COMIDA CRUDA

Esta filosofía se basa en la inclusión de la mayor cantidad de comida cruda en nuestra dieta. Cocinar el alimento no es natural; somos la única especie que lo hace.

Cuando cocinamos a temperaturas superiores a 118 °C, ya sea sobrecociendo, hirviendo o friendo, destruimos las enzimas y los nutrientes que contienen los alimentos naturales compuestos por células vivas. Y para aprovechar sus nutrientes se deben ingerir vivos.

El exceso de calor en los alimentos desintegra sus nutrientes, las vitaminas, los minerales y sus propiedades. Así que puedes estar comiendo una adecuada cantidad de verduras, pero si todos los alimentos son expuestos al calor, realmente no vas a obtener nutrientes de calidad. Por esta razón, consumir comida cruda, como ensaladas o verdura sin hervir, es fundamental para el bienestar y para una adecuada nutrición.

Los alimentos generan dos efectos en nuestro cuerpo: la acumulación y la eliminación; en cualquier teoría dietética deben estar en equilibrio para que el cuerpo funcione correctamente.

Los alimentos que eliminan son los alimentos crudos que ayudan a expeler los excesos de la comida que acumula; es decir, la comida cruda es desintoxicante, sanadora y fresca para el cuerpo, ayuda a mejorar la digestión, aumenta la vitalidad, remueve toxinas y facilita la reducción de peso.

La dieta de comida cruda es ideal para liberarse de la adicción al azúcar y para prescindir de la comida procesada.

Funciona de maravilla siempre y cuando uno esté sano, no tenga problemas de diabetes o niveles altos de azúcar o ingiera medicamentos fuertes, como antidepresivos, antibióticos o adelgazantes de sangre.

Se recomienda seguir una dieta crudivegana por tres, nueve o 21 días, la cual se basa en 80 por ciento de comida cruda, frutas, verduras, germinados, frutos secos y semillas. Nada de productos animales y lácteos, ni huevo, pan, pasta o arroz, a menos que sea integral.

Para muchas personas, practicar este tipo de dieta no es fácil, ya que su sistema digestivo no está preparado para digerir correctamente los alimentos y absorber los nutrientes; por eso se recomienda hacerlo paulatinamente.

El simple hecho de incorporar a tu dieta diaria 40 por ciento de alimentos crudos te ayudará a mantenerte sano y en equilibrio.

Hay cuatro tipos de comida viva:

1. Fresca: frutas, verduras, hierbas.
2. Deshidratada: fruta, hierbas, verdura y alimentos naturales que hayan sido procesados a menos de 108 grados centígrados.
3. Germinados: el primer paso del crecimiento de una semilla.
4. Alimentos fermentados.

BENEFICIOS DE LA COMIDA CRUDA

- Aumenta la energía.
- Facilita la desintoxicación.
- Es rica en fibra.
- Previene el cáncer de colon y de pecho.
- Reduce el riesgo de estreñimiento.
- Ayuda a bajar de peso.
- Controla la diabetes.
- Estabiliza la presión arterial.
- Elimina molestias del síndrome premenstrual.
- Proporciona claridad de mente.
- Da flexibilidad al cuerpo.
- Mejora la calidad de la piel y el cabello.
- Propicia que el cuerpo esté alcalino, lo que previene muchas enfermedades.

ALGUNAS PRECAUCIONES DE LA COMIDA CRUDA

- Puede ocasionar que la digestión sea lenta y no tan eficiente.
- Puede causar diarrea.
- No es conveniente durante el embarazo o la lactancia.
- Puede ser baja en vitamina B12.

- Cuando se desea comenzar una dieta de comida cruda es importante implementarla poco a poco, es decir, incorporar cada día más de estos alimentos en la dieta.

EJEMPLO DE MENÚ

Los menús están detallados en tres fases: la primera introduce las comidas, la segunda incluye 65 por ciento de alimentos crudos y la tercera, 85 por ciento de dichos alimentos crudos.

DESAYUNO

Fase 1: jugo verde con nopal, piña, linaza, espirulina, perejil, chaya o espinaca y agua de coco, un *smoothie* de fruta o un plato de frutas. Huevos rancheros bajos en grasa o avena.

Fase 2: jugo verde, un poco de fruta, un pan o una tortilla con aguacate.

Fase 3: sólo el jugo verde; se le pueden añadir supercomidas como espirulina y alga azul marina (más adelantete diré qué son las supercomidas), o leche de arroz con cacao, maca, fresas y plátano.

COMIDA

Fase 1: Ensalada: lechuga, jitomate (como se le conoce al tomate en el centro y sur de México) y pepino. Plato fuerte: carne o pescado, arroz y legumbres. Postre: té, chocolate o pastel.

Fase 2: Ensalada: lechuga, jitomate, pepino, brócoli, arúgula. Plato fuerte: proteína animal con verdura cocida o arroz con frijol o lenteja y verdura cocida. Postre: té de menta.

Fase 3: Ensalada: lechuga, jitomate, pepino, brócoli, zanahoria, garbanzos o lentejas germinadas, almendras y aderezo de aceite de oliva y vinagre blanco y un poco de aguacate. Plato fuerte: un plato de arroz integral con especias o un par de tortillas con aguacate y frijoles cocidos.

CENA

Fase 1: jugo verde, quesadillas de champiñones, flor de calabaza, verdolagas u otra verdura, o un sándwich en pan integral con verduras, germinado, aguacate y proteína, ya sea un poco de pollo, pescado o legumbres.

Fase 2: jugo verde o ensalada (como la de la comida), tortillas con verduras cocidas sin queso, o un poco de avena o arroz integral preparado con fruta seca y almendras o nueces.

Fase 3: jugo verde, *smoothie* con supercomidas, ensaladas o verduras crudas, con aceite de aguacate, oliva o ajonjolí.

TEORÍA DE LOS CINCO ELEMENTOS

La antigua sabiduría china asegura que la salud se ve influida de manera poderosa por el clima y por las estaciones y que debemos vivir de acuerdo con ello.

Uno de los conceptos más importantes de esa tradición es el uso de los sabores para balancear el cuerpo. Los sabores se emplean para controlar la temperatura del organismo y además ayudan a secar, hidratar, tonificar o purgar.

Existen seis tipos de sabores: picante, astringente, agrio, dulce, salado y amargo. Cuando se combinan, generan balance en el organismo.

Los chinos utilizaban esta teoría no tanto por el sabor en sí, sino por el efecto que tiene en el cuerpo; aunque es importante aclarar que no necesariamente un sabor determinado tiene el mismo efecto en el organismo; por ejemplo, que algo dulce genere una sensación de dulzura. Los sabores no sólo crean balance, sino que propician la armonía interna del cuerpo de acuerdo con las estaciones.

PICANTE

Es un sabor yang, expansivo; tiene una energía que calienta la temperatura del cuerpo, estimula la circulación y provoca que la sangre circule mejor hacia todas direcciones.

Ayuda a eliminar el moco causado por lácteos y por el exceso de proteína animal, y estimula la digestión.

Este sabor beneficia mucho a las personas que son muy perezosas, obesas, con energía muy baja y con señales de gripa.

La gente muy delgada y nerviosa debe evitar consumir mucho picante.

Existen diferentes tipos de alimentos picantes, muchos de los cuales se diluyen en la cocina.

- Para relajar el sistema nervioso y mejorar la digestión: hinojo, anís, coriando (semilla del cilantro) y comino.
- Para estimular y mantener en balance la energía del cuerpo: cebolla, jengibre y pimienta.
- Para calentar la temperatura del cuerpo: ajo, cebolla, chile, pimienta de cayena, clavo, albahaca y romero.
- Para enfriar el cuerpo: yerbabuena, pimienta blanca y rábano.

SALADO

Es un sabor yin; tiene un efecto enfriador, mueve la energía de afuera hacia adentro, promueve la digestión, propicia la relajación muscular, desintoxica el cuerpo y ayuda a purgar el sistema digestivo. Sirve para disminuir bolitas de grasa y cataratas y para remediar problemas musculares. Previene el estreñimiento y el dolor abdominal y de garganta.

Ayuda a la concentración mental, y al funcionamiento del páncreas, y fortifica el sistema digestivo.

Consumir comida salada ayuda a hidratar y a calmar a las personas muy delgadas que son nerviosas.

Se debe evitar el exceso de sal en personas con sobrepeso que padecen enfermedades de la sangre y presión arterial alta, y que son muy perezosas o letárgicas. La única excepción son las algas marinas, las cuales sí son favorables para este tipo de personas.

Ejemplo de comida salada: algas marinas (dulse, wakame, arame), sal, millet, soya, miso, umeboshi y gomasio.

Agrio

Es un sabor yin; reduce la temperatura del cuerpo, causa contracción, seca y tonifica los tejidos, previene la fuga de energía.

Ayuda a contener la diarrea, el exceso de sudoración, y la deshidratación, y previene las hemorroides.

El sabor agrio está muy activo en el hígado. Es recomendable cuando hay exceso de consumo de grasas, ya que ayuda a reducirlas. Estimula la organización mental y la unión del corazón con la mente.

Se beneficia con este sabor la gente que es muy dispersa o muy cambiante.

Se debe evitar en personas que tengan mucha pesadez de mente o cuerpo, o que estén muy estreñidas.

Ejemplos de sabor agrio: limón, lima, pepino, col fermentada, té verde y té negro.

Alimentos agridulces: manzana, mango, aceituna, moras, jitomate, yogurt, mandarina, queso, uva.

Ácido y picante: poro.

Amargo

Es un sabor yin; enfría el cuerpo, deja que la energía descienda, ayuda a balancear a la persona con exceso de peso, que es muy extrovertida, con voz potente o con la piel muy rojiza. Ayuda a reducir la fiebre y evita el estreñimiento. Es bueno para las inflamaciones, ayuda a purificar las arterias, baja la presión arterial y la temperatura del hígado, que normalmente es alta cuando se consume demasiada comida.

Ayuda a eliminar cándida, parásitos, acné, abscesos, tumores, quistes y exceso de peso. Los pulmones y los riñones se tonifican.

Se benefician las personas que tienen bochornos o que son agresivas.

Deben tener cuidado con este sabor las personas muy delgadas y nerviosas.

Ejemplos de comida amarga: alfalfa, melón, lechuga romana, centeno.

Amarga y picante: pimienta blanca.

Amarga y dulce: amaranto, espárrago, apio, lechuga, papaya y quinoa.

Amargo y ácido: vinagre.

Dulce

Es un sabor yang; puede ser completamente dulce (que es tonificante y fortalece) y dulce vacío (que es más limpio y frío). Ayuda a que la energía se expanda hacia arriba y hacia afuera. Es un sabor tranquilizante, fortalece el páncreas, ayuda a reducir las emociones que afectan al hígado (irritabilidad, enojo, impaciencia), beneficia a los pulmones, y relaja la mente, el corazón y los nervios.

Se beneficia la gente seca, fría, nerviosa y muy delgada. Ayuda a la gente muy irritable o agresiva.

Debe evitar este sabor la gente muy letárgica, con sobrepeso o con moco.

Demasiada comida dulce afecta a riñones y páncreas, debilita los músculos y los huesos, y causa caída de pelo. No se recomienda comer cuando se tiene exceso de peso o tumores.

Ejemplo de alimentos dulces:

- Fruta: manzana, cereza, dátil, higo, papaya, fresa, jitomate, durazno.
- Vegetales: zanahoria, lechuga, papa, camote, hongo shitake, col, berenjena, betabel.
- Nueces y semillas: almendra, coco, semilla de girasol, aceite de ajonjolí.
- Endulzantes: amasake, miel, azúcar mascabado, miel de agave.

ENZIMAS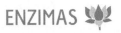

Existen aproximadamente 4 000 enzimas en nuestro cuerpo que nos ayudan a desintoxicar el organismo, a eliminar el exceso de grasa y a deshacer tumores. Las enzimas son moléculas de proteínas que tienen la capacidad de facilitar y acelerar las reacciones químicas que tienen lugar en los tejidos vivos, disminuyendo el nivel de la "energía de activación" propia de la reacción. Se entiende por energía de activación al valor de la energía que es necesario aplicar (en forma de calor, electricidad o radiación) para que dos moléculas determinadas colisionen y se produzca una reacción química entre ellas.

Las enzimas no reaccionan químicamente con las sustancias sobre las que actúan (que se denominan sustrato), ni alteran el equilibrio de la reacción, sino que aumentan la velocidad con que éstas se producen, actuando como catalizadores. La velocidad de las reacciones enzimáticas depende de la concentración de la enzima y del sustrato (hasta un límite), de la temperatura y del pH del medio.

Las enzimas pueden ser:

- Metabólicas: ayudan a acelerar el metabolismo a través de saliva, sangre, órganos y tejidos. Convierten los alimentos en tejidos sanos y reparan cualquier daño que se tenga en las células o en el ADN.
- Digestivas: las produce el páncreas y algunas el estómago.

Las enzimas y la digestión			
Enzima	En qué actúa	Proporción	Lugar donde se produce
Ptialina	Almidones	Mono y disacáridos	Boca (glándulas salivales)
Amilasa	Almidones y azúcares	Glucosa	Estómago y páncreas
Pepsina	Proteínas	Péptidos y aminoácidos	Estómago
Lipasa	Grasas	Ácidos grasos y glicerina	Páncreas e intestino
Lactasa	Lactosa de la leche	Glucosa y galactosa	Intestino (su producción disminuye con el crecimiento)

El proceso normal de digestión de los alimentos se realiza mediante la acción de las enzimas . El objetivo es que los nutrientes elementales (aminoácidos, glucosa, ácidos grasos, etcétera) que asimilamos en el intestino sean aprovechados por el organismo. Sin embargo, cuando las enzimas no pueden actuar o su cantidad es insuficiente, se producen procesos de fermentación y putrefacción en los alimentos que no se pueden digerir, como es el caso de los fermentos orgánicos y las bacterias intestinales, encargados de descomponer los alimentos. La diferencia es que en lugar de obtener nutrientes elementales, como en el caso de la digestión propiciada por las enzimas, se produce una gran variedad de productos tóxicos (indol, escatol y fenol, entre otros), que pasan a la sangre, sobrecargando los sistemas de eliminación de tóxicos del organismo.

Otras enzimas actúan en el interior de las células, transformando los nutrientes que les llegan a través de la sangre en otras sustancias, como el ácido oxaloacético, que forma parte del metabolismo celular. También son las responsables de los procesos de degradación celular. En estos procesos se obtienen nutrientes elementales a partir de los materiales estructurales propios de las células cuando el aporte mediante la dieta se interrumpe, como cuando se hace ayuno, o cuando la célula no puede utilizar los nutrientes de la sangre; por ejemplo, en la diabetes.

Alimentos altos en enzimas:

- Proteína animal cruda: carpaccio de carne o pescado, lácteos, yogurt con lactobacilus.
- Aceite de oliva extra virgen.
- Comida fermentada: miso, tempeh, kombucha, saurekraut.
- Alimentos germinados.
- Aguacate, uva, papaya, higo, plátano y mango.
- Granos, legumbres y semillas.
- Queso.

ANTOJOS

Los antojos son avisos del cuerpo que ayudan a regular el balance. Pregúntate: ¿qué necesita mi cuerpo y por qué?

Las principales causas de los antojos son las siguientes:

- **Insuficiencia de comida primaria:** cuando no estamos satisfechos con nuestro trabajo o en una relación, cuando hay frustración y ansiedad, o cuando falta ejercicio físico y motivación, tendemos a convertirnos en comedores emocionales. Pregúntate: ¿qué emoción estoy alimentando?

- **Sed:** la falta de agua le puede enviar al cuerpo la señal de que tiene hambre, cuando en realidad está deshidratado. También el exceso de agua puede provocar antojos, por lo que hay que buscar un balance en el consumo de agua.

- **Ying/yang:** la comida tiene dos cualidades: expansiva y contractiva. Cuando se consume más de una que de otra, el cuerpo se desbalancea y se requiere llevarlo de nuevo a su centro. Por ejemplo, si hay exceso de consumo de sal o de proteína animal, a través del antojo el cuerpo pedirá algo dulce para equilibrarlo.

- **Creencias:** muchos de nuestros antojos tienen que ver con alimentos que acostumbrábamos comer cuando éramos pequeños o de comida que preparaban nuestros ancestros o nuestros padres. Podemos seguir comiendo este tipo de alimentos, pero en una versión más sana. Por ejemplo, el arroz con leche se puede modificar utilizando leche de arroz o almendra, y miel de agave en lugar de azúcar.

- **Comida de temporada:** nuestro cuerpo nos pide comida que nos balancee de acuerdo con la estación. En invierno requiere alimento más caliente y dulce, como sopa o papas fritas; en verano, comida más ligera y fría, como ensalada o sopa.

- **Falta de nutrientes:** cuando no estamos bien nutridos el cuerpo busca el balance. Si no tenemos los minerales suficientes que el organismo requiere, hay una tendencia a sentir antojo por cosas saladas; eso quiere decir que nos faltan minerales.

- **Hormonales:** los niveles de estrógeno y testosterona, cuando las mujeres están menstruando, en menopausia o durante el embarazo, provocan los antojos, sobre todo de cosas dulces, que les recuerdan el hogar o momentos felices de la infancia.
- **Sabotaje:** cuando las cosas van muy bien, a veces surge el autosabotaje y se tienen antojos poco sanos, por los que después sentimos culpa y minimizamos la energía positiva.
- **Azúcar:** los antojos de azúcar son provocados por falta o exceso de proteína, así como por consumo de granos en abundancia o por falta de grasas. Por esta razón las personas vegetarianas gustan mucho de los postres. La falta de dulzura en la vida y la ausencia de contacto físico también nos inducen a comer azúcar. Cuando estamos tristes o decepcionados necesitamos agregarle dulzura a nuestra vida.

Antojo	Remedio	Aumentar consumo	Disminuir consumo	Sustituir
Azúcar	Eliminar	Granos Calabaza Manzana Dátil Fruta cocida	Carne Sal Productos lácteos	Helado por plátanos congelados Postres endulzados por miel de maple o de agave
Alcohol	Eliminar o reducir consumo al mínimo	Carbohidratos complejos Vegetales Maíz Verdura verde	Grasa Sal Miso Salsa soya Proteína animal	Cerveza sin alcohol Jugo de frutas
Café	Eliminar	Vegetales Ensaladas	Carne Azúcar Harinas Granos Sal	Café de grano descafeinado
Sal	Eliminar	Algas marinas Frijol negro Vegetales	Dulces Grasas Alcohol Carne Granos	Salsa de soya natural Miso Hierbas Especias
Productos lácteos	Eliminar o reducir consumo al mínimo	Verdura verde Granos Frijol Pescado	Azúcar Comida horneada Fruta Carne	Tofu en pequeñas cantidades Leche de almendra o arroz
Grasa y dulce (pasteles y galletas con endulzantes naturales)	Disminuir	Vegetales dulces Proteína Frijol Pescado Pollo Huevo	Granos Fruta Ensaladas	Maíz, zanahoria, betabel, camote, aguacate, aceite de coco

7. LA FUNCIÓN DE LOS ALIMENTOS

> Mientras más alto sea tu nivel de energía, más eficiente será tu
> cuerpo; mientras más eficiente sea tu cuerpo, mejor te sentirás
> y usarás tus talentos para producir resultados fuera de serie.
>
> ANTHONY ROBBINS

Los alimentos cumplen una función mucho más importante que la de darle gusto al paladar, saciar antojos, utilizarlos como un pretexto para convivir con la familia y los amigos, y que su consumo se convierta en una actividad de esparcimiento.

Comer se ha vuelto una moda. Existen cientos de programas de televisión con expertos chefs que nos enseñan a cocinar, concursos de cocina para conocer cuál es la mejor receta, qué plato se ve más atractivo y qué platillo tiene más complejidad de sabores.

Todo esto nos aleja del verdadero significado de la alimentación, que es mantenernos vivos.

Nuestra vida se rige por la hora de la comida: quedas con tus amigos para ir a comer, si quieres romance vas a cenar, te levantas y lo primero que haces es desayunar. Las comidas ocupan mucho de nuestro tiempo y de nuestra energía. Pregúntate cuánto tiempo inviertes en preparar los alimentos, ingerirlos, digerirlos y eliminarlos. Te sorprenderá darte cuenta de que la mayor parte del día la dedicas a esa actividad.

La obesidad y el sobrepeso son ocasionados por la gula, por creer que el alimento es para dar placer.

Aliméntate con conciencia de la calidad nutritiva de la comida y dale una intención a la alimentación, que es la de nutrir, sanar y dar energía, y que el placer sea sólo un aporte adicional, pero sin caer en excesos.

El cuerpo humano es sumamente complejo; cada célula y cada órgano requieren vitaminas y minerales para funcionar adecuadamente.

Desde niños escuchamos que es importante comer espinaca porque tiene hierro que te hace fuerte; naranja, porque contiene vitamina C y previene la gripa, y zanahorias para mejorar la vista. ¡Y listo! Pero, ¿cuáles son los nutrientes que aportan estos beneficios? ¿Para qué funciona cada vitamina y cada mineral? ¿Lo sabes?

Cuando descubrí la función y el beneficio de cada nutriente, pude valorar aún más la comida y me di cuenta de que todos tienen una función esencial para la óptima actividad del cuerpo y de la mente.

Consumir una amplia variedad de nutrientes te hará sentir sano, lleno de energía, te ayudará aconservar tu peso ideal y alcanzarás el balance total.

🪷 VITAMINAS

En la siguiente tabla encontrarás una lista de las vitaminas, el tipo de beneficio que aportan, así como los alimentos en que se encuentra cada una de ellas. Recuerda que la mayoría de las vitaminas no son sintetizadas por el organismo y requerimos obtenerlas a través de la ingesta de alimentos naturales.

VITAMINA	BENEFICIOS	ALIMENTOS EN QUE SE ENCUENTRA	QUÉ LA DESTRUYE
B1 Tiamina	Energía del metabolismo	Granos y comida cruda	El calor
B2 Riboflavina	Energía del metabolismo	Granos y verduras verdes	La luz y los rayos ultravioleta
B3 Niacina	Energía del metabolismo	Granos y nueces	Resiste al calor
Biotina	Energía del metabolismo	Una variedad de alimentos, de diferentes colores	Exceso de cocción, freír la comida
B5 Ácido pantoténico	Energía del metabolismo	Aguacate, semillas de girasol, papa y espinaca	Congelados, refinados y enlatados
B6 Piridoxina	Ayuda a crear aminoácidos y ácidos grasos	Plátano, papa y espinaca	El calor o hirviendo en agua
Ácido fólico	Síntesis del ADN y las células rojas	Verduras verdes y legumbres	El oxígeno y el calor
B12 Cianocobalamina	Síntesis de las células	Levadura nutricional, cereales fortificados	El horno de microondas
Vitamina C Ácido ascórbico	Forma el colágeno y es antioxidante	Frutas y verduras	Se reduce con calor, luz y oxígeno
Vitamina A Retinol	Ayuda a la piel, protege a las membranas del moco, previene infecciones, es antioxidante	Frutas frescas de color y vegetales	El calor, la luz y el oxígeno
Vitamina D Calciferol	Mantiene los huesos sanos, regula el calcio y el fósforo	Leche, salmón, sardinas, macarela. Se obtiene por la exposición al sol	Cuando el alimento no está fresco

VITAMINA	BENEFICIOS	ALIMENTOS EN QUE SE ENCUENTRA	QUÉ LA DESTRUYE
Vitamina E Alfatocoferol	Protege las membranas celulares con antioxidantes y LDL (colesterol bueno)	Almendras, semillas de girasol, aceites buenos	Se oxida durante la preparación de alimentos o en el empaque
Vitamina K Fitomenadiona	Previene el exceso de sangrado y asiste en la mineralización de los huesos	Verduras y lechugas verdes	Congelados

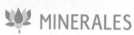

MINERALES

Los minerales también son nutrientes esenciales para el organismo. En la siguiente tabla encontrarás los beneficios que aportan y los alimentos en que es posible encontrarlos.

MINERAL	BENEFICIOS	ALIMENTOS EN QUE SE ENCUENTRA
Sodio	Mantiene la presión sanguínea y el balance del fluido, asiste en la contracción de los músculos y en la transmisión de los nervios	Vegetales y frutas frescas, granos y nueces sin sal
Cloro	Mantiene la presión sanguínea y el balance del fluido	Sardina, aceitunas, zanahoria, alcachofa y mariscos
Potasio	Mantiene el potencial de las membranas celulares; se necesita para la producción de energía. Se utiliza para balancear el ácido	Frutas y verduras frescas
Calcio	Es bueno para huesos y dientes; ayuda a la contracción celular y a la coagulación	Lácteos, almendras, tofu, semillas de ajonjolí, vegetales y frijol

MINERAL	BENEFICIOS	ALIMENTOS EN QUE SE ENCUENTRA
Fósforo	Refuerza los huesos, las membranas celulares y el ADN; balancea la acidez y se necesita para transportar energía	En cualquier alimento
Magnesio	Fortifica los huesos y ayuda a la relajación muscular	Granos, nueces, lechugas verdes y semillas
Azufre	Se necesita para producir el antioxidante glutatión y es parte de la coenzima A	Aloe vera, brócoli, cebolla, espirulina, alga azul marina, col de bruselas
Hierro	Transporta el oxígeno y la energía del metabolismo	Carne, pescado, lechugas verdes, fruta seca, semillas, nueces y granos fortificados
Zinc	Ayuda a las enzimas, a las hormonas, y a la estructura de las proteínas	Carne, pollo, granos, nueces de brasil
Yodo	Función de la tiroides	Sal de mar, sal yodada
Selenio	Ayuda a importar el antioxidante glutatión peroxidasa y lo convierte a la hormona de la tiroide	Nueces, trigo, atún blanco, semillas de girasol
Cobre	Producción de la energía y síntesis de colágeno; transporta hierro y es antioxidante	Nueces, semillas, aguacate, verduras verdes y espinaca
Manganeso	Ayuda a sintetizar la glucosa; es un antioxidante que ayuda a la cicatrización	Granos, lechugas verdes, crema de cacahuate
Flúor	Ayuda a fortificar el esmalte dental.	Agua
Cromo	Asiste a la insulina y ayuda a controlar el azúcar en la sangre	Granos, brócoli, frijol verde, jugo de uva y especias
Molibdeno	Ayuda al metabolismo y al azufre con aminoácidos	Frijol, lenteja, granos y nueces

Todo lo que comemos tiene un impacto en nuestro cuerpo, en nuestra mente y en nuestras emociones. Saber qué es lo que hace cada grupo de alimentos será de gran ayuda para guiarte en el mejoramiento de tu salud y la de los tuyos, además de que aprenderás a balancear las comidas.

🪷 LEGUMBRES

Las legumbres son excelentes auxiliares para bajar de peso y una buena fuente de carbohidratos complejos, que son esenciales para mantener la salud y para proporcionar energía; deshechan las toxinas, ayudan a mantener el colesterol en su nivel óptimo, previenen problemas cardiovasculares, fortalecen los riñones y las glándulas adrenales, y ayudan a incrementar la masa muscular.

La mayoría de las legumbres contienen entre 17 y 25 por ciento de proteína. Son altas en potasio, calcio, zinc, hierro y vitamina B.

- **Frijoles aduki:** tienen fibra, vitamina B, minerales; funcionan como diurético, ayudan a bajar de peso, benefician a los riñones y mitigan los problemas de vejiga.
- **Frijoles mung:** son excelentes para regular la presión alta y buenos para desintoxicar el hígado y para evitar problemas gastrointestinales.
- **Habas:** son altas en aminoácidos y proteína.
- **Lenteja:** es alta en proteína y ayuda a las glándulas renales y a los riñones.

El consumo de granos proporciona energía. Es importante comprar granos que no sean refinados, ya que el pan blanco, el arroz blanco y la pasta, por su falta de nutrientes, se convierten en azúcar y generan un desbalance en la sangre, lo que provoca antojos.

Los granos recomendables, por ser carbohidratos sanos, son los siguientes:

- **Quinoa:** es un grano originario de Perú que contiene todos los aminoácidos, por lo cual es considerado una excelente fuente de proteína.
- **Arroz integral:** es el que más beneficios proporciona; es muy bueno para el sistema nervioso y para nivelar la insulina en el cuerpo.
- **Amaranto:** fortalece los pulmones; tiene más calcio y magnesio que la leche.
- **Trigo sarraceno o trigo negro (buckwheat o soba):** ayuda a la circulación, previene las venas varicosas, es muy alto en minerales y excelente opción para quienes son alérgicos al gluten.
- **Millet:** es alto en hierro, potasio, vitaminas B y E; ayuda al sistema digestivo y da mucha energía.
- **Avena:** fortifica los huesos, ayuda al sistema nervioso; es alta en vitaminas B y contiene grasa buena que ayuda a bajar de peso.
- **Centeno:** tiene azufre y es excelente para el hígado.
- **Espelta:** contiene minerales y proteínas; es bueno para aliviar el estreñimiento y estimula el sistema inmunológico.

❁ PROTEÍNAS

Las proteínas son macromoléculas formadas por cadenas lineales de aminoácidos. Nuestro organismo está constituido por proteína; por eso se puede decir que somos una colección de aminoácidos.

El consumo de proteína es muy importante porque nos ayuda a construir, mantener y reparar huesos, dientes, glándulas, nervios, músculos, sangre, corazón, pelo, uñas y piel, entre otros beneficios.

Se recomienda elegir proteína vegetal, ya que la proteína de origen animal crea mucosidad densa que obstruye la respiración, los senos paranasales, las vías urinarias y, en general, el sistema digestivo.

Los métodos de producción de carne, de res, cerdo, pollo o pavo, implican la administración de antibióticos y hormonas a los animales. Esto ocasiona que al momento de ingerir su carne, los residuos de estas sustancias hagan efecto en el organismo y afecten la salud.

El exceso en el consumo de carne roja se relaciona con muchas enfermedades crónicas, como problemas cardiovasculares y cáncer, en especial de colon.

Proteína recomendada:

- **Pescado:** las especies como el salmón son muy aconsejables, ya que contienen grasas esenciales y omega-3, que ayudan a regular las hormonas y los niveles de azúcar en la sangre. Comer pescado dos o tres veces a la semana es muy sano.
- **Nueces y semillas:** contienen gran cantidad de vitaminas A, B, C y E, además de minerales como calcio, magnesio, hierro, zinc, potasio, selenio y manganeso. Las nueces son tan densas en nutrientes, que sólo una o dos cucharadas al día son suficientes para obtener

un aporte nutricional adecuado. Incluye en tu dieta semillas como girasol, almendras o nueces de la India.

- **Proteína vegetal:** algunas proteínas de excelente calidad son la quinoa y algas como la espirulina y el alga azul.

Si sigues una dieta vegana o vegetariana, es importante que consumas complementos de vitamina B12.

GRASAS ✿

Los aceites son sumamente importantes para nuestro organismo, ya que producen la grasa que se requiere para conducir el calor, mantener la temperatura del cuerpo y proteger los órganos. Transportan vitaminas A, D, E y K a los tejidos, las cuales son indispensables para su óptimo funcionamiento.

Las grasas proporcionan la sensación de que echamos raíces, nos dan tranquilidad, energía y calor. Ayudan a armar tejido del cerebro y aportan antioxidantes.

No se recomienda el consumo de grasas refinadas, como margarina, aceite de maíz y aceite vegetal, pues suprimen el sistema inmunológico y pueden ser cancerígenas.

Cuando se consume exceso de grasas, se genera una sensación mental, física y emocionalmente pesada. También dañan el hígado y propician el desarrollo de cándida, tumores, obesidad y presión alta.

- **Ácidos grasos omega:** es importante consumirlos, ya que tienen propiedades antiinflamatorias.
- **Aceite de coco:** bajo en calorías, tiene más de 50 por ciento de los ácidos grasos que requiere el cuerpo

como energía; por eso es el favorito de los atletas. Contiene ácido láurico.

- **Aceite de oliva:** es alto en vitamina E; reduce el colesterol malo (LDL).

❁ VERDURAS VERDES (CLOROFILA)

Las verduras verdes están relacionadas con la época de primavera, que es un tiempo de renovación y energía vital.

Tienen muchos beneficios; por ejemplo: son altas en antioxidantes, contienen vitamina K, balancean el sistema endocrino, tranquilizan la mente, alcalinizan el cuerpo, limpian los pulmones, ayudan a la desintoxicación cotidiana.

Además, previenen el cáncer, ayudan al sistema circulatorio, fortalecen el sistema inmunológico, reducen el moco, desintoxican los pulmones, benefician a la flora intestinal, levantan el espíritu y reducen la depresión.

Algunos ejemplos de verdura verde: brócoli, kale, arúgula, achicoria, berros, verdolagas, espinacas, acelgas, etcétera.

❁ FRUTAS DULCES

Proporcionan una sensación de placer y balancean el sistema. Contienen vitamina C y antioxidantes; dan energía inmediata gracias a la glucosa/fructuosa. Además, ayudan a combatir los antojos de azúcar y contienen diversos fitoquímicos.

Desde el punto de vista energético, aumentan la absorción de nutrientes en los intestinos, aportan energía estabilizadora, fortalecen las cualidades de rendimiento, confianza, estabilidad (física y mental), concentración, persistencia y voluntad.

Algunos tipos de frutas dulces muy aconsejables son: frutos del bosque, piña, manzana, pera, uva, durazno y mango.

ENDULZANTES NATURALES 🪷

Procura endulzar tus alimentos con productos de origen natural:

- **Miel de agave:** se obtiene de la planta de agave azul, la misma con la que se procesa el tequila. Tiene menos de 4 calorías por gramo. La pueden consumir las personas diabéticas, ya que su índice glicémico es bajo. Se conserva en la alacena en buenas condiciones hasta por 12 meses; se puede utilizar a cualquier temperatura y se necesita menos cantidad para endulzar, ya que es 1.4 veces más concentrada que el azúcar refinada.
- **Miel:** tiene propiedades antisépticas y antibacteriales. Es altamente calórica, lo que proporciona mucha energía. Es muy perdurable. No es recomendable para los bebés, ya que en ocasiones, por ser natural, puede generar botulismo.
- **Miel de maple:** es de los productos agrícolas más antiguos. Proviene de Norteamérica. Ayuda a restaurar el sistema inmunológico, tiene mucho manganeso, que genera energía para la acción antioxidante. Una cucharada contiene 52 calorías.
- **Stevia:** es una planta cultivada en Sudamérica que es 300 veces más dulce que el azúcar. Es baja en carbohidratos y azúcares. Su uso medicinal quita la acidez

en el estómago; también sirve para tratar la hipertensión y contra la obesidad. Es recomendable para las personas diabéticas y con hipoglucemia, ya que mantiene el nivel óptimo de azúcar en la sangre.

- **Piloncillo:** es producto del secado del jarabe no destilado de la caña de azúcar; es sumamente dulce.

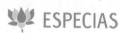 ## ESPECIAS

Las especias son parte importante de la cocina, ya que aportan mucho sabor a los alimentos. Combinadas con verduras y frutas las vuelven menos aburridas y ayudan a reducir el consumo de sal.

Algunas especias muy recomendables son la cúrcuma y el jengibre, pues son antiinflamatorios naturales, así como la pimienta de cayena, que ayuda a la circulación y al sistema inmunológico.

Explora y experimenta con ellas, te vas a divertir y te proporcionarán muchos beneficios.

Al final del libro encontrarás un anexo con una lista de sugerencias para comprar alimentos. Te será muy útil.

8. DESINTOXICACIÓN

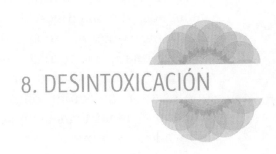

El cuerpo es tu templo. Mantenlo puro y limpio
para que tu alma lo habite.

B. K. S. IYENGAR

La desintoxicación es un proceso que estimula la habilidad natural del cuerpo para liberarse de toxinas, células muertas y residuos acumulandos, y que en la mayoría de los casos alteran nuestra salud. La desintoxicación es necesaria para prevenir enfermedades, pues éstas son el resultado de una deficiente asimilación de nutrientes y de una mala eliminación.

Estar sanos, prevenir enfermedades y conservar la energía que necesitamos en el día para poder realizar todas nuestras actividades, son algunos de los beneficios que ofrece la desintoxicación.

Imagínate, cada persona tiene acumulado en su cuerpo de 2 a 5 kilos de toxinas, y requerimos 80 por ciento de nuestra energía para el proceso de desintoxicación; es decir que 80 por ciento de nuestras nuevas moléculas las utilizamos para eliminar lo que el cuerpo no necesita. (Se requieren de 90 a 120 días para renovar todas las células rojas del cuerpo.)

Normalmente, la energía que generamos durante el día se destina al funcionamiento de nuestros órganos y, en especial, del sistema digestivo, y durante la noche se aprovecha para realizar el proceso de limpieza.

Para que el proceso de desintoxicación funcione adecuadamente, necesitamos enzimas, sobre todo el glutatión, que es una molécula compuesta por aminoácidos, cuya función es identificar las toxinas del cuerpo, reunirlas en el hígado y eliminarlas.

La desintoxicación es parte de nuestro sistema metabólico. Cuando éste es lento, se debe a que nuestro cuerpo toma mucho tiempo en digerir y asimilar. La desintoxicación ayuda a regularizar o a acelerar el metabolismo,; de esa manera se puede mantener el peso ideal.

Generamos dos tipos de toxinas:

- **Endógenas:** residuos metabólicos creados por nuestros órganos (pulmones, hígado, riñones y piel).
- **Exógenas:** residuos generados por factores externos y por los alimentos que consumimos.

¿De qué debemos desintoxicarnos? Principalmente de los siguientes elementos:

- Metales.
- Radiación.
- Químicos industriales (desde la Segunda Guerra Mundial hay más de cien mil nuevos químicos).
- Comida alergénica, como leche, trigo, soya, nueces.
- Medicinas y drogas.
- Estrés.
- Pesticidas, herbicidas, antibióticos.
- Cosméticos y perfumes.
- Comida transgénica, como maíz y soya.
- Comida chatarra.

¿Cómo puedo saber si necesito desintoxicarme? Los síntomas más claros de que es necesaria una desintoxicación son el exceso de cansancio o fatiga crónica, agresión, confusión mental, baja energía, alergias, dolores en las articulaciones, insomnio, acné, hemorroides, estreñimiento y cambios radicales de humor, básicamente.

El proceso de desintoxicación se lleva a cabo a través de cinco órganos:

- **Piel:** la respiración y la eliminación a través de los poros.
- **Intestino:** la absorción de nutrientes y la eliminación (de acuerdo con la forma de las heces).
- **Hígado:** metaboliza y remueve los tóxicos del cuerpo. Es el órgano primordial de la desintoxicación. Produce bilis (sustancia que purifica la sangre), hormonas y colesterol. Cuando el cuerpo está intoxicado, comienzan problemas en los ojos, uñas débiles, tendinitis, artritis, dolores musculares, y la persona presenta dificultades para tomar decisiones. El funcionamiento del hígado se deteriora por el consumo de alcohol, carne animal, grasas malas, exceso de azúcar, medicamentos, drogas, comida rápida y escaso consumo de grasa buena. También el exceso de vitaminas puede afectar al hígado.
- **Pulmones:** eliminan dióxido de carbono.
- **Riñones:** son el filtro de la sangre; desechan toxinas a través de la orina. Cuando los riñones están sobresaturados se presenta caída de cabello, se percibe un sonido en los oídos, se afecta el sistema reproductivo y la fertilidad, se reduce la potencia sexual y se generan dolores en la espalda baja.

❁ OPCIONES PARA LA DESINTOXICACIÓN

1. **Verduras y frutas crudas.** Se basa en el consumo de verduras y frutas crudas, que son alimentos que ayudan a eliminar toxinas de manera natural. Se pueden comer en ensaladas. Es ideal para personas con una constitución mediana o que tienen problemas de sobrepeso.

2. **Verduras y frutas cocidas.** Es ideal si se ha consumido exceso de comida, dulce, nueces, lácteos y huevos. Consumir en las mañanas de dos a tres vegetales al mismo tiempo, y fruta de preferencia que sea solamente de un tipo. Consumir agua tibia y té de hierbas. Es ideal para personas con una constitución muy delgada y que no quieran perder peso.

3. **Tres días de jugos verdes.** Este tipo de desintoxicación es ideal para gente que requiere tener un nivel de energía muy alto y lograr una eliminación de toxinas rápida, manteniendo los niveles de azúcar en la sangre. Se recomienda preparar los jugos con verduras verdes, añadiendo un poco de piña o jugo de naranja para balancear los sabores.

Puedes elegir las verduras que prefieras. Una opción que a mí me agrada es un licuado que contenga nopal, piña, perejil, apio, chaya, jengibre, limón, espirulina y espinaca.

❁ AYUNO

Las grandes religiones del mundo recurren al ayuno como un proceso espiritual. Los musulmanes ayunan durante un mes, en el *Ramadán*, y los judíos lo hacen durante un día, en *Yom Kipur*.

El método más antiguo de purificación y de sanación es el ayuno. Si observamos la naturaleza, nos damos cuenta de que si los animales están enfermos dejan de comer. Cuando nosotros no nos sentimos bien de salud, se reduce el apetito y se nos quita el hambre o nos dan ganas de comer muy poco. El ayuno es parte de nuestra naturaleza; nos permite enfocar la energía en la sanación y no gastarla en la digestión.

Los seres humanos tenemos la capacidad de autocuración, pues nuestro organismo es infinitamente sabio. Fíjate lo que sucede cuando te cortas la piel, por ejemplo; tu cuerpo inicia de inmediato la regeneración y la cicatrización.

Cuando se practica el ayuno, el sistema de eliminación comienza a funcionar automáticamente; así, las enzimas se concentran en disolver residuos tóxicos y la formación de tumores, entre otros procesos; además, la sangre adelgaza y así ayuda a eliminar el exceso de moco en el líquido intestinal, y el sistema linfático trabaja mejor eliminando este exceso.

El ayuno es tan importante como la alimentación. Al practicarlo se le procura un respiro al sistema digestivo.

Esta práctica también tiene fines espirituales. Los yoguis la realizan habitualmente para balancear su organismo, limpiar sus emociones y tranquilizar su mente para poder alcanzar un nivel más profundo de meditación y quietud. Así se conectan con su ser interno y se convierten en un instrumento de luz.

BENEFICIOS DEL AYUNO

- Limpia y remueve toxinas; propicia que el metabolismo sea más efectivo.
- Privilegia la claridad mental y permite la conexión con el espíritu; los sentidos se agudizan.

- Ayuda a restablecer el sistema inmunológico y a eliminar virus, bacterias, infecciones y fiebres.
- Mejora la vista.
- Agudiza los sentidos.
- Reduce la presión arterial.
- Ayuda a reducir los problemas de la piel.
- Rejuvenece.
- Da descanso al sistema digestivo.
- Desecha de emociones que ya no se necesitan.

TIPOS DE AYUNO

Hay diferentes tipos de ayunos. Es importante detectar cuál es el adecuado para cada persona y que vaya de acuerdo con lo que su cuerpo necesita.

1. El ayuno más natural es el que practicamos a diario, el cual consiste en abstenerse de comer durante unas horas, generalmente después de la cena. Lo ideal es hacerlo de las 19:00 horas a las 8:00 de la mañana siguiente, aunque puede variar por una o dos horas.

   Este ayuno permite limpiar el organismo y eliminar lo que no necesita. Si se realiza diariamente, se evitan bloqueos y acumulación de toxinas. Es importante dormir un mínimo de seis horas diarias, de preferencia antes de las 23:00 horas, para que los órganos tengan tiempo de eliminar las toxinas. Como ya mencionamos, según la filosofía Ayurveda, de las 22:00 horas a la 1:00 de la mañana es cuando se desintoxica el hígado.

2. En los días en que sientes que estás hinchado o que comiste en exceso, evita consumir alimentos después de las 15:00 horas; sólo un pequeño *snack* vegetariano a las 18:00 horas, y vuelve a ayunar hasta la hora de la comida. Este ayuno es ideal para personas que

poseen un metabolismo lento, es decir, que su sistema digestivo tarda más tiempo en digerir y asimilar los nutrientes.

3. Ayuno de agua. Consiste en tomar sólo agua. Ha cambiado mucho la calidad de este ayuno debido a la contaminación del líquido vital. De cualquier manera, si quieres ayunar con agua, hay que estar seguros de que sea de muy buena calidad, y sólo por uno o dos días. Si quieres practicar esta dieta por un periodo mayor, es necesario hacerlo con supervisión médica.

4. Monodieta. Este ayuno se puede practicar por un periodo de uno a 10 días. Elige sólo una fruta o una verdura, que será lo único que comas por el tiempo que dure el ayuno. En la dieta macrobiótica existe un ayuno de este tipo, en el que sólo se consume arroz integral mezclado con miso o algas marinas, que sirven para balancear el efecto ácido que tienen los granos en el cuerpo.

5. Ayuno con jugos. Es ideal para practicarlo de uno a 21 días. Se consume solamente jugo de frutas y verduras, y los últimos días se puede comer caldos de verduras (sólo el líquido). Este ayuno es muy recomendable, ya que por contener muchos minerales los caldos de verduras son alcalinos y balancean los efectos ácidos de una dieta alta en proteína, harinas y azúcar.

Este ayuno no es recomendable para personas con problemas de azúcar o que tomen medicamentos, ya que los nutrientes entran demasiado rápido al cuerpo, al igual que los azúcares de las frutas, y no es lo más adecuado.

6. Master cleanse. Es un programa de 10 días que consiste en tomar una mezcla de agua con limón, miel de maple grado B y pimienta de cayena, además de

agua tibia con sal por las mañanas y té laxante por la noche. Este ayuno fue creado por Stanley Burroughs para purificar, rejuvenecer y conectar con la intuición y los sentidos. No es recomendable para personas que padezcan enfermedades crónicas como problemas del corazón, que ingieran medicamentos o que planeen embarazarse. Personalmente lo recomiendo si eres una persona muy sana, de lo contrario puede originar algunos trastornos de tipo hormonal.

En todos los tipos de ayuno es importante considerar las siguientes recomendaciones:

- Tomar ocho vasos de agua al día.
- Ingerir té de hierbas sin cafeína.
- Pasar una toalla tibia por el cuerpo o cepillarse la piel.
- Hacer ejercicios de respiración o yoga.
- Caminar 20 minutos al día.
- Los ayunos de más de 10 días deben realizarse en un ambiente tranquilo y fuera de la rutina diaria.
- En climas calientes, ayunar con jugos, frutas y verduras crudas.
- En climas fríos, ayunar con caldos, verduras cocidas y granos.

Razones para ayunar

- Cuando hay alguna enfermedad o cuando no se tenga apetito.
- Para dejar una adicción o evitar las comidas emocionales.
- Para dormir mejor y tener más claridad mental.
- Por razones espirituales.

Cuándo no es recomendable ayunar

- En climas muy fríos, por más de dos días.
- Cuando se tienen problemas físicos y mentales serios. Si se decide hacerlo, debe ser bajo supervisión médica.
- Durante el embarazo o la lactancia.
- Para bajar de peso.

Dieta de veinte días de rejuvenecimiento

- Eliminar gluten y trigo, así como todos los productos integrales.
- Suprimir consumo de lácteos.
- Eliminar consumo de cafeína, alcohol, azúcar y alimentos de origen animal.
- Ingerir alimentos y complementos que contengan antioxidantes.
- Tomar multivitamínicos.
- Ingerir jugos e incrementar el consumo de comida cruda.
- Incrementar el consumo de alimentos verdes y algas marinas.

Si decides llevar a cabo cualquiera de estos ayunos, es importante que, al terminarlo, regreses a tu alimentación habitual poco a poco, incorporando primero caldos con un poco de verdura, después fruta, días más tarde granos y legumbres, y al final carnes, pan y lácteos.

PREPARACIÓN PARA LA DESINTOXICACIÓN O EL AYUNO

Preparar el cuerpo para dietas o ayunos es igual de importante que el proceso de desintoxicación. Toma en cuenta que al menos una semana antes de comenzar tu dieta de desintoxicación debes eliminar de tu alimentación los siguientes productos:

- Refrescos.
- Comida procesada.
- Alimentos que contengan aditivos químicos.
- Grasas procesadas como margarina, aceite en aerosol y ácidos grasos trans.
- Endulzantes artificiales como Splenda, Nutrasweet, etcétera.

Después de tres o cuatro días de haber eliminado este tipo de productos, comienza a aumentar el consumo de frutas y verduras y a reducir proteína animal, grasas, harinas, pan, lácteos y dulces. Este proceso debe durar una semana, después de la cual el cuerpo está listo para comenzar la desintoxicación. Si no estás preparado, y súbitamente sometes el cuerpo a un ayuno, puede presentarse un exceso de eliminación de toxinas y ocasionar síntomas contraproducentes.

Para llevar a cabo cualquier tipo de dieta o sistema de desintoxicación es muy importante que te conectes con tu intuición y que detectes cuál es el programa adecuado para tu organismo que te lleve a cumplir tu objetivo, o que te asesores con un médico o un consultor de salud.

Existen tantos métodos, dietas e información sobre el tema, que es muy fácil confundirse, y más porque la nutrición tiene muchas teorías, así como también porque hay muchas corrientes contradictorias acerca de si es adecuado o contraproducente consumir ciertos alimentos, como los lácteos, por ejemplo.

Cada quien sabe lo que su cuerpo necesita. Lo que para una persona puede ser medicina, para otra puede ser veneno. No a todos nos funciona lo mismo.

¿QUÉ PASA DURANTE LA DESINTOXICACIÓN Y EL AYUNO?

Por medio de cualquier método de desintoxicación, ya sea con dieta o ayuno, el cuerpo elimina todo lo que no se necesita, no sólo física, sino también emocionalmente.

Es natural que los primeros días se experimenten algunos síntomas, como dolor de cabeza, migrañas, náuseas, dolor de estómago, irritabilidad, dolor en las articulaciones, y que aparezca una capa blanca en la lengua.

Michio Kushi, una autoridad en el sistema macrobiótico en Estados Unidos, asegura que algunos síntomas naturales de la limpieza del cuerpo pueden ser: fatiga general, dolores musculares, fiebre, escalofríos, tos, exceso de sudoración y orina, olores inusuales del cuerpo, granos y espinillas, diarrea o estreñimiento, irritabilidad mental, baja de libido, frío y caída de cabello.

Se recomienda prescindir del consumo de medicamentos para aliviar estos síntomas, pues ésa es la manera natural que tiene el cuerpo para eliminar los tóxicos. Así que respira, descansa, sal a caminar, tómate un baño con agua caliente, y acepta el proceso y sus manifestaciones, pues tu sistema va rumbo a la sanación y el balance. Si las molestias persistieran después de haber terminado el ayuno, visita a tu médico.

ALIMENTOS IDEALES PARA DESINTOXICAR		
Alcachofa	*Smoothies* de frutas	Limón
Brócoli	Ajo	Cúrcuma (turmerico)
Coliflor	Papaya	Jugos verdes
Endivia	Toronja	Semillas germinadas

Otros alimentos que ayudan a la desintoxicación:

Espárragos: contienen una sustancia que ayuda a desintoxicar los riñones; además eliminan el ácido oxálico y el ácido úrico.

Apio: es un diurético natural, es alcalino, previene el cáncer y actúa contra la acidez.

Betabel: desintoxica el hígado y la vesícula, limpia la sangre y elimina del cuerpo la toxemia (que causa las várices).

Col cruda: desintoxica el estómago, aumenta la buena digestión, alcaliniza el cuerpo y estimula el sistema digestivo.

En las dietas de desintoxicación se hace hincapié en que preferiblemente sean vegetarianas, por las siguientes razones:

- Los alimentos animales causan acidez en el cuerpo, y lo que necesitamos para eliminar tóxicos es que el organismo esté alcalino, lo cual logra con el consumo de frutas y verduras.
- Las proteínas animales acumulan toxinas, y durante la desintoxicación lo que se necesita es consumir comida que las elimine.
- La cantidad de antibióticos y tóxicos que tiene la carne animal, además de la carga energética y emocional que implica la crueldad en la crianza y el sacrificio, hace que sea contraproducente en el proceso de desintoxicación.

La manera en que actualmente se producen y procesan los productos animales es muy diferente a como se preparaban antes, es decir, de forma muy natural. Ahora a los animales les inyectan hormonas de crecimiento y muchos antibióticos para que se contagien unos a otros, por los pequeños espacios en que los confinan. Por eso, consumir pollo, pavo o carne roja durante la desintoxicación no es una opción ideal. Los pescados y los mariscos son una mejor alternativa, ya que son criados de una manera natural, aunque pueden estar contaminados con mercurio.

En realidad la proteína no es necesaria en los procesos de desintoxicación. Si decides volverte vegetariano o vegano, es importante que consumas proteína vegetal: las legumbres, lentejas, garbanzos, frijoles, espirulina, alga azul-verde y suplementos de vitamina B12.

DIETA DE ELIMINACIÓN

Es ideal para combatir adicciones y hábitos, además de que ayudan a eliminar tóxicos en el cuerpo. Es una buena opción para quienes no están listos para una dieta de desintoxicación o ayuno; ofrece grandes beneficios a la salud.

Cuando se eliminan ciertos alimentos o bebidas, es posible que se manifiesten algunos síntomas como los que se indican a continuación. No hay que alarmarse, dichos síntomas son naturales, aunque pueden ser molestos.

Se sugiere eliminar poco a poco los siguientes alimentos uno a uno y registrar las diferencias que se perciben en el cuerpo y en las emociones.

Aprender a desintoxicarnos de una manera tranquila y paulatina es básico, ya que las dietas rápidas y muy severas pueden ser peligrosas si estamos muy intoxicados, si tomamos medicamentos o si padecemos alguna enfermedad crónica.

ELIMINAR	SÍNTOMAS QUE SE PUEDEN PRESENTAR DURANTE LA ELIMINACIÓN	PERIODO A SUPRIMIR
Azúcar	Fatiga, depresión, falta de coordinación	De uno a cinco días
Café	Dolor de cabeza, nerviosismo, ansiedad	De uno a 10 días
Alcohol	Tensión, inhabilidad para relajarse	De dos a cinco días, dependiendo del consumo habitual
Leche y productos lácteos	Eliminación del moco a través del cuerpo, senos paranasales, membranas, pulmones y órganos sexuales	Hasta tres meses
Carne, grasas y proteínas	Olor en el cuerpo, lengua cubierta de capa blanca, erupciones en la piel, sensación de toxicidad	De una a cuatro semanas con ayuno; de seis a 10 meses para una acumulación más profunda

Este tipo de sistemas de sanación se han convertido en parte de mi vida y cada vez que comienzo uno hago una investigación profunda para ver si realmente es para mí y qué efectos tendrá en mi organismo.

Comencé esta práctica llevando a cabo dietas de eliminación, sobre todo para dejar el consumo de azúcar y lácteos. Me costó mucho trabajo, porque para mí ambos productos eran adictivos, pero lo logré, y en la actualidad sólo consumo postres o queso de vez en cuando, siempre teniendo presente que puedo recaer en cualquier momento. Todos estos alimentos que menciono en la dietas de eliminación crean una fuerte dependencia y existe el riesgo latente de volver a caer.

También he realizado la dieta de los 20 días de rejuvenecimiento, a la vez que me he realizado colónicos (técnica para limpiar el colón; la explico con mayor detalle más adelante), y me he sentido de maravilla, con mucha energía y, sobre todo, sin antojos.

La dieta de la limonada o *master cleanse* ha sido la más radical que logré hacer por 14 días. Fue una experiencia agridulce emocionalmente, ya que descubrí muchas cargas emocionales y me contacté con lo que quería y lo que no quería. Durante varios días estuve de pésimo humor y con ganas de llorar todo el tiempo, y los días del sexto al octavo fueron de un balance emocional que nunca había alcanzado en mi vida; sentí una paz y una claridad increíbles. Este ayuno me permitió tomar algunas de las decisiones más difíciles de mi vida, como iniciar una nueva carrera y separarme de mi esposo.

Físicamente, los primeros cuatro días sentí todos los síntomas que menciono antes, pero a partir del quinto sentí una ligereza, una energía y un balance fuera de serie; mis sentidos se agudizaron y comencé a ver y experimentar las sensaciones de manera más profunda. Este ayuno me cambió la vida, aunque tuve un problema hormonal por no haber comido en tantos días. Subrayo que este sistema no es para todas las personas. Si piensas practicarlo te recomiendo que lo hagas cuando estés completamente sano, que sea por razones importantes, y no sólo por bajar de peso, que adquieras el libro del programa y sigas sus indicaciones al pie de la letra.

Los sistemas de ayuno y desintoxicación que practico al menos una vez al mes son el de tres días de jugos verdes, la monodieta y el de comidas crudas, pues le dan a mi cuerpo un respiro y recupero la vitalidad.

Realizar estas prácticas es como si cada seis meses llevaras el auto al taller, le dieras una encerada una vez al mes y una vez a la semana lo lavaras, y de esa manera lo mantienes funcionando como debe y lo tienes como nuevo. Lo mismo sucede con el cuerpo.

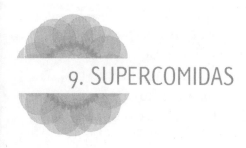

9. SUPERCOMIDAS

> Somos mucho más de lo que comemos, pero podemos hacer que lo
> que comamos nos ayude a ser mucho más de lo que somos.
>
> ADELLE DAVIS

Las supercomidas son alimentos muy densos en nutrientes, por lo que llegan a considerarse como productos medicinales y son una excelente opción para mejorar la salud y aumentar la energía y la vitalidad del cuerpo. Funcionan increíblemente para nutrir cerebro, músculos, tejidos, sangre, riñones, hígado y páncreas, además de que fortalecen el sistema inmunológico. Asimismo, son perfectos para regular las hormonas, mejorar la libido y aumentar la serotonina, que contribuye a crear el sistema de defensa contra el estrés. Es la comida ideal para balancear los niveles alcalinos del cuerpo.

Las supercomidas son ideales para personas que no tienen tiempo de cocinar o que quieren bajar de peso, ya que a través de su consumo ingieren todos los nutrientes que el cuerpo necesita sin la necesidad de comer en exceso.

Comer frutas, verduras, granos, grasas y proteínas es importante, pero la nutrición que proporcionan las supercomidas no se consigue de ninguna otra fuente.

Está comprobado que las supercomidas previenen enfermedades y mitigan los síntomas de varios padecimientos: alergias, artritis, asma, problemas cardiovasculares, eczema, depresión, fatiga crónica, deficiencia del sistema inmunológico, herpes, insomnio, hipoglucemia, VIH, esclerosis múltiple, problemas de la piel y hepatitis, entre otros.

CONTENIDO NUTRICIONAL DE LAS SUPERCOMIDAS

Es alto en proteínas, minerales, grasa buena y aceites, vitaminas, enzimas, coenzimas, gliconutirentes, aminoácidos esenciales y polisacáridos.

Además, contienen altas cantidades de fitoquímicos que tienen diversas funciones:

- Antioxidantes.
- Previenen la de formación de tumores.
- Mejoran el sistema inmunológico.
- Aumentan la producción de enzimas.
- Disminuyen la producción de enzimas negativas que causan cancerígenos.

RADICALES LIBRES

Cuando ingerimos y metabolizamos la comida, creamos radicales libres, los cuales son compuestos reactivos muy inestables.

Para alcanzar su estabilidad electroquímica, estos radicales recorren el organismo intentando robar un electrón de moléculas estables. Una vez que lo consiguen, la molécula estable que se lo cede se convierte a su vez en un radical libre, por quedar con un electrón dispareado, iniciándose así una verdadera reacción en cadena que destruye nuestras células.

La formación de radicales libres contribuye al proceso de envejecimiento y al desarrollo de muchas enfermedades.

Los radicales libres no son necesariamente malos. De hecho, nuestro propio cuerpo los fabrica en cantidades moderadas para luchar contra bacterias y virus; el problema ocurre cuando se activan en exceso y comienzan a combatir de más, formando tumores y activando células cancerígenas.

La única manera de reparar el efecto que causan los radicales libres es mediante el consumo de antioxidantes.

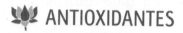 ANTIOXIDANTES

Los antioxidantes son sustancias capaces de neutralizar la acción oxidante de los radicales libres. Su función es liberar electrones para que sean captados por los radicales libres y se conviertan en moléculas estables antes de que causen daño. Toman forma de enzimas, vitaminas o minerales.

Uno de los grandes beneficios que aportan las supercomidas a nuestro organismo es que son ricas en antioxidantes. Sus beneficios son enormes.

Comencé a ingerir supercomidas cuando conocí a David Wolfe y leí sus libros *Superfoods* y *The Sunfood Diet*; y en ese momento mi vida cambió radicalmente.

Durante mucho tiempo sufrí de fatiga crónica por las mañanas; me costaba mucho trabajo levantarme temprano y mis niveles de energía estaban en 70 por ciento. Desde que comencé a desayunar todos los días un licuado con supercomidas con ingredientes como nopal, chaya, algas, goji, berries, maca, cacao y otras mezclas de polvos, me siento mejor, con más energía, con mayor claridad mental, sin fatiga y sin antojos. Además, bajé más de siete kilos de peso.

Las supercomidas ya son parte de mi vida y consumo diferentes tipos en el transcurso del día, con lo que me siento nutrida, sana, con energía y feliz. Son el complemento ideal de mis comidas fuertes y, en muchas ocasiones, cuando tengo muy poco tiempo para preparar algo de comer, las consumo como mi alimento principal.

Recuerdo bien la primera vez que probé un licuado de supercomida en un bar de tónicos del supermercado naturista de Erewhon, en Los Ángeles. Platiqué con la persona que me lo estaba preparando; me comentó que una vez que se descubren los beneficios de las supercomidas y el cuerpo se acostumbra a los nutrientes y a la energía vital que proporcionan, uno se vuelve adicto a esta energía. Entonces las supercomidas se convierten en parte de la dieta diaria. Yo, la verdad, lo miré un poco incrédula, pensé que nunca iba a preferir un licuado a mis chilaquiles con queso y salsa verde que tanto me encantan. Ahora, dos años después, debo confesar que lo que me dijo Truth —verdad, ése era su nombre— era cierto.

Muchas supercomidas están a nuestro alcance en mercados o supermercados, aunque algunas solamente se consiguen en sitios de internet o en cadenas de supermercados, en Estados Unidos, como Whole Foods y Erewhon.

ALIMENTOS CONSIDERADOS SUPERCOMIDAS

Clorofila
Las plantas verdes en general contienen clorofila, aunque también ésta se puede encontrar en polvos o líquidos que ayudan a complementar la alimentación si el consumo de plantas y verduras verdes es bajo.

Beneficios: previene el crecimiento de bacterias en el organismo, ayuda a eliminar el mal olor del cuerpo y de la boca, remueve depósitos de medicamentos, desactiva células cancerígenas, ayuda a remediar problemas de encías y dientes; tiene propiedades para desinflamar gingivitis, garganta, artritis, pancreatitis, úlceras e inflamación del estómago y los intestinos. Además, ayuda a renovar la sangre y los tejidos, fortifica el hígado, activa enzimas y contribuye a la producción de vitaminas E, A y K.

Cómo usarla: se puede consumir en tabletas o diluida con agua.

ESPIRULINA

Es un alga unicelular que crece en agua dulce. Se llama así por su forma en espiral. Tiene una larga historia, ya que ayudó a sostener y a crear un ecosistema.

Existen dos civilizaciones que la utilizaban comúnmente: México y las poblaciones cercanas al Lago Chad, en África.

La espirulina fue la proteína más consumida en México durante cientos de años. El Lago de Texcoco es uno de los mayores productores del mundo. En la época de los aztecas se acostumbraba combinar el consumo de cacao y espirulina.

Esta alga tiene de 60 a 70 por ciento de proteína, es alta en potasio, calcio, zinc, manganeso, magnesio, hierro, ácido fólico, vitamina B y vitamina A y E.

Beneficios: lo maravilloso de la espirulina es que nutre, tonifica y ayuda a contrarrestar las deficiencias nutricionales; además tiene la propiedad de limpiar. Sus nutrientes son muy fáciles de digerir. Es ideal para reducir el consumo y los antojos de proteína animal.

Su sabor es salado; desintoxica los riñones y el hígado, limpia las arterias, previene el crecimiento de bacterias, ayuda a que el cuerpo se recupere de hepatitis, gastritis, desórdenes neuropáticos asociados, como la diabetes, y algunos tipos de tumores y de anemias, provocados por los altos niveles de azúcar en sangre. También posee propiedades antivirales, que pueden estar relacionadas con su capacidad para aumentar la respuesta inmune y estimular la función de los macrófagos. Previene la acumulación de grasa y la formación de tumores, protege los riñones y tiene efectos contra la obesidad. Ayuda a equilibrar problemas mentales.

Cómo usarla: se consigue en polvo, en tabletas o en suplementos alimenticios. Se puede preparar en licuados o jugos o añadirse a ensaladas.

Alga verde-azul

El alga verde-azul se produce en el lago Klamath en Oregon. Esta alga prefiere el agua dulce. Muchos científicos creen que esta especie lleva en la Tierra alrededor de 2.8 billones de años.

Es el alga con mayor contenido de clorofila, fitoquímicos, antioxidantes y minerales como hierro, selenio, zinc y magnesio. También es alta en contenido de aminoácidos, vitaminas del complejo B y Omega-3. Tiene mayor contenido de proteína que la espirulina.

Beneficios: favorece la desintoxicación de metales pesados. Es muy alta en enzimas, por lo que ayuda a la digestión. Por su alto contenido de antioxidantes fortifica el sistema inmunológico.

Es diurética, un antidepresivo natural, relajante; es excelente para bajar de peso. Es muy buena para personas que se encuentran en rehabilitación por consumo de cocaína y anfetaminas. Ayuda a tratar el Alzheimer.

Además, por su sabor amargo, ayuda a alcanzar niveles más profundos de meditación.

Cómo usarla: se compra en polvo, en líquido o en pro-bióticos. Se puede consumir en licuados, en jugos o acompañando ensaladas o verduras. Se recomienda consumir de dos a cuatro gramos al día, que representan aproximadamente dos a cuatro cucharadas.

ALGAS MARINAS

El consumo de las algas marinas en Japón ha sido una práctica regular desde hace más de 10 000 años. En China se utilizaban como una comida gourmet que sólo se le daba a la realeza o a los invitados de honor. También en los países nórdicos el consumo es muy importante.

La mayoría de las algas marinas se conocen por su nombre en japonés, ya que Japón es el principal productor.

Beneficios: en general, ayudan a desintoxicar el cuerpo de elementos radioactivos y de metales. Son antibióticos, previenen la obesidad y contienen muchos minerales. Hay varios tipos de algas con diferentes propiedades y beneficios:

- **Kombu**: son tiras de color café. Se usan para digerir mejor los granos. Esta alga no se ingiere directamente, sino que se usa hervida en caldos. Aporta minerales. Ayuda a la digestión y limpia intestino.
- **Wakame**: tiene un sabor dulce e incluso se puede usar en sándwiches como sustituto del pan. Sólo es necesario remojarlo durante cinco minutos en agua tibia. Aporta calcio y vitaminas B y C.
- **Arame**: su sabor combina muy bien con papas, zanahorias y camotes. Se remoja cinco minutos antes de usarse. Contiene proteína, calcio, yodo, vitaminas A y B. Ayuda a controlar la presión alta, previene la infertilidad y reduce cólicos menstruales.
- **Hikiji**: es muy alta en nutrientes; su color es negro. Sólo se necesita una pequeña porción, ya que tiene un

sabor muy fuerte que se expande mucho. Se remoja 20 minutos antes de su consumo. Tiene más calcio y magnesio que la leche de vaca; además, aporta minerales, es buena para curar trastornos de la tiroides y tiene efecto desintoxicante.

- **Nori**: es el alga que se utiliza en la preparación de sushi. Se puede agregar a cualquier tipo de comida, sopas o ensaladas. Ayuda a la digestión, reduce el colesterol, aporta vitaminas A, B, C y D, y tiene alto contenido de proteína, potasio y yodo.
- **Dulse**: se usa mucho en ensaladas y por lo común viene en hojuelas. No requiere remojarse para su consumo. Tiene alto contenido de hierro y vitaminas A, E y C. Purifica la sangre, los riñones y las glándulas adrenales. Ayuda a tratar el herpes.

CHAYA

Contiene una notable cantidad de vitamina A y B, además de fósforo, calcio, hierro, oligoelementos y enzimas.

Esta planta está asociada con la cultura maya, pues mezclada con maíz y semillas de calabaza, se consumía en la forma de un tamal; el propósito era lograr el equilibrio nutricional a través de este alimento medicinal. Durante varios siglos fue la fórmula magistral de la alimentación maya.

Beneficios: regula la presión, mejora la circulación sanguínea, facilita la digestión, ayuda a recuperar la visión, desinflama las venas y las hemorroides, combate el estreñimiento, contribuye a la expulsión de orina y leche materna, baja el nivel de colesterol y ácido úrico, reduce el peso, previene la tos, aumenta el calcio en los huesos, descongestiona y desinfecta los pulmones, previene la anemia, mejora la memoria y las funciones del cerebro y combate la artritis y la diabetes. Tiene efectos antiestresantes por su rico contenido de vitamina A y proporciona una instantánea recuperación de energía.

Cómo usarla: se puede consumir en infusiones, ensaladas, sopas, licuados y sopas.

NOPAL

El nopal es un alimento esencial de la civilización azteca y sigue siéndolo en nuestro tiempo. Le llamaban *nochtli* o *nopali*. Existen 258 especies reconocidas, 100 de las cuales se encuentran en México. La planta del nopal puede llegar a vivir más de 80 años.

Beneficios: su contenido de fibra es muy alto. Tiene vitaminas A, B, B2, C y E, además de clorofila, proteínas y minerales como calcio y potasio, lo mismo que 17 aminoácidos esenciales y no esenciales. Es auxiliar en casos de estreñimiento, ya que mejora la función del tracto digestivo. Contiene pectina y gomas que favorecen a la limpieza del aparato digestivo y la eliminación de grasa. Baja los niveles de glucosa sanguínea, colesterol y triglicéridos. Controla los síntomas de la diabetes, logrando una estabilidad del azúcar en la sangre y evitando niveles no deseados.

Cómo usarlo: se puede consumir en licuados, ensaladas y sopas, ya sea hervido o asado.

AGUACATE

Este producto es originario de México y Centroamérica; su nombre viene de la palabra azteca *ahuacacauahatl*. Los aztecas lo llamaron así porque parecía testículo y crecían en pares; tiene efectos afrodisiacos. Existen más de 500 variedades de aguacate.

Beneficios: el 88 por ciento del contenido del aguacate consiste en grasa. Tiene 10 tipos de vitaminas, entre las que destacan las vitaminas E y B y el ácido fólico; glutatión; 10 ácidos grasos, de los cuales cinco son mono y poliinsaturados, como los Omega-9, Omega-7, Omega-6 y Omega-3; contiene ß-Sitosterol (que cumple la función de mantener la estructura y el funcionamiento de las membranas celulares) y 10 aminoácidos esenciales, los cuales son requeridos en la síntesis de proteínas para un mejor metabolismo celular; además de 10 elementos minerales (calcio, cobre, fósforo, hierro, magnesio, manganeso, potasio, selenio, sodio y zinc).

Controla el colesterol y los triglicéridos, protege al músculo cardiaco, previene las enfermedades cardiacas, así como el cáncer.

Cómo usar: solo, en sopas, guacamole, ensaladas, licuados. Se recomienda comer dos aguacates por semana.

MACA

La maca es una planta que ha sido cultivada en los Andes de Perú durante 2 600 años. La leyenda dice que los guerreros incas consumían este producto antes de ir a la guerra para adquirir fuerza, pero después de la batalla se prohibía su consumo para proteger a las mujeres de un excesivo deseo sexual.

Hoy, los quechuas descendientes de los incas siguen cultivando la maca, en una altitud de 2,700 a 4,300 metros, lo que la convierte en la raíz de cultivo más alta del mundo. La maca se utilizó durante muchos siglos en el sur de América para ayudar a la fertilidad de los humanos y los animales.

Esta planta pertenece a la familia de las crucíferas, que incluyen la col, el brócoli y la coliflor.

Su contenido nutricional tiene 59 por ciento de carbohidratos, 8.5 por ciento de fibra y 10 por ciento de proteína. Es alta en calcio, selenio, magnesio y hierro, así como en vitaminas B1, B2, C y E.

Beneficios: ayuda a aumentar la fertilidad (se le conoce

como el viagra natural), ya que aumenta considerablemente la libido en hombres y mujeres y da fuerza y energía para actividades físicas intensas.

Combate anemia, fatiga crónica, depresión, infertilidad, falta de memoria, cáncer de estómago, tensión y estrés. Ayuda al síndrome premenstrual y al funcionamiento del sistema endocrino, en especial de la tiroides.

Cómo usarla: se puede consumir en cantidades mayores que otras hierbas y alimentos; por ejemplo, agregar una cucharada en bebidas o mezclada en postres o con chocolate. Para las mujeres con una constitución muy delgada y que son nerviosas, se recomienda reducir la porción a media cucharada.

La maca se puede adquirir en polvo, gotas y pastillas. Es preferible en polvo de origen orgánico.

Coco

El coco es una planta prehistórica. Se cree que es originaria de Filipinas. Crece en lugares tropicales y arenosos. Existe una teoría que asegura que el coco puede salvar vidas, ya que el agua que contiene es idéntica en constitución al plasma de la sangre.

Beneficios: fortalece el sistema inmunológico, mantiene niveles de colesterol bajos, controla la diabetes, rejuvenece; ayuda al sistema digestivo, a absorber el calcio y el magnesio, a regular las hormonas del cuerpo, a los riñones y a bajar de peso, ya que contiene ácido láurico. Además, ayuda a incrementar la cuenta de semen, a subir la masa muscular y a aumentar la energía. Rehidrata, es un excelente tónico a cualquier edad. Previene erupciones de piel y salpullidos y mantiene la piel suave.

Cómo usarla:

Agua de coco: de preferencia bebida en su estado natural. Cuando es empacada, es mejor que sea en tetra pack que en lata.

Aceite de coco: es más conveniente el envasado en cristal; tiene una consistencia sólida y se conserva a temperatura ambiente.

Crema de coco: generalmente se encuentra en presentación enlatada, posee un nivel nutritivo muy alto y menos calorías que la crema de maní o de almendra.

Coco rallado: se encuentra empacado en bolsa; se utiliza como ingrediente para preparar una gran diversidad de platillos.

Azúcar de coco: viene en paquete; ideal para cocinar postres y galletas.

Aloe vera

Existen más de 200 especies en el mundo de aloe vera; viene de Egipto, donde lo utilizaban como remedio medicinal. Se dice que la belleza de Cleopatra se debía a que utilizaba esta planta para lavar su rostro. Contiene vitaminas C y E, y B, además de minerales como cromo, magnesio, zinc, calcio y azufre; antioxidantes, fibra, aminoácidos, enzimas y polisacáridos.

Beneficios: es muy recomendable para bajar de peso. Es antibiótico, antiviral, astringente y desparasitante. Reduce el dolor, fortalece el sistema inmunológico, es coagulante; ayuda a aminorar el cólico menstrual e hidrata; contiene glutatión, que es un antioxidante que ayuda a proteger las células de la acción de los radicales libres; es un tónico para los riñones muy efectivo para curar problemas de la piel y quemaduras. No se recomienda su uso durante el embarazo.

Cómo usarlo: se puede adquirir la planta y extraerle la baba, la cual se agrega a licuados o se aplica tópicamente. También es posible consumirla en jugo embotellado, en polvo, en gel o en lociones.

Chía

La chía es una semilla precolombina que crece en México y en Guatemala. Pertenece a la misma familia que la menta.

Beneficios: es uno de los mayores proveedores de Omega-3. Cuando se remoja, ayuda a remediar el estreñimiento, relaja el sistema nervioso, contribuye a curar el insomnio y mejora la concentración.

Contiene proteínas completas, por lo que proporciona todos los aminoácidos esenciales. Su consumo es importante para las personas vegetarianas. Ayuda a reducir el colesterol malo y los triglicéridos, ya que tiene alto contenido de Omega-3.

Al poner la chía en agua, la semilla crece porque absorbe líquido varias veces su peso, razón por la cual da la sensación de estar lleno y contribuye a controlar el apetito.

Ayuda a regular la coagulación de la sangre y a la regeneración de células de piel, membranas, mucosas y nervios y, por lo tanto, de tejidos. Es muy utilizada por atletas.

Ayuda a que sea más fácil el crecimiento y la regeneración de tejidos durante el embarazo y la lactancia.

Cómo usarla: las semillas se preparan en agua de sabor, *mousses* o ensaladas.

Cacao

Es nativo de Centroamérica y de México. Los aztecas y los mayas lo llamaban *xocoatl,* que significa "bebida amarga". Es una planta tropical que se cultiva durante todo el año, que dan árboles que crecen en la sombra protegidos del viento y el sol, cultivados a temperaturas altas. Todo chocolate está hecho de la semilla del cacao.

Cuando Hernán Cortés llegó a México, le impresionó que el emperador Moctezuma le diera más valor a sus cultivos de cacao que al oro, y es que el cacao era utilizado como moneda. En la época de la conquista el cacao fue llevado a Europa, donde comenzaron a mezclarlo con azúcar refinada y con leche. De ese modo es muy sabroso, pero la combinación reduce notablemente sus propiedades medicinales.

El botánico sueco Lainnaeus lo llamó *teobroma,* que significa "comida de los dioses". El cacao apoya al corazón no sólo de manera física, sino también espiritual. Los aztecas le llamaban *yollolt ezli,* que quiere decir "sangre del corazón". El cacao ayuda a abrir el corazón y nos regresa al estado natural del sentir en vez del pensar excesivamente; nos reconecta con la intuición.

Es alto en hierro, magnesio, cromo, manganeso, zinc, cobre, vitamina C y Omega-6. Contiene triptófano, que reacciona con la vitamina B6 y B3 en la presencia de magnesio para producir serotonina que, como ya mencionamos, ayuda a crear el sistema de defensa contra el estrés. Además contiene mucha fibra.

Beneficios: es diurético, proporciona energía, ayuda a sanar problemas del estómago, es favorable para curar enfermedades cardiovasculares, es antidepresivo y tiene más antioxidantes que las moras azules y el vino tinto.

Cómo usarlo: se consume en presentaciones como semillas, polvo, mantequilla de cacao y pasta de cacao, ya sea en licuados, en chocolates y en mole.

Hongos medicinales

- **Shitake**: contiene vitamina D, zinc, más de 35 enzimas y antioxidantes. Es un hongo oriental que desde hace miles de años es reconocido por sus propiedades curativas, por ayudar a la longevidad y por sus cualidades afrodisiacas. Controla la presión arterial, es antiviral, fortalece al sistema inmunológico, actúa contra las gripas y los resfriados, previene el envejecimiento y reduce los niveles de azúcar en la sangre. Tiene interferones naturales que sirven para el tratamiento de hepatitis B y C. Para mantener la salud se recomienda consumir de tres a cuatro gramos al día. En caso de gripas, de seis a ocho gramos, preparados en té.

- **Reishi**: contiene calcio, fósforo, potasio, cloro y vitaminas B1, B2 y B6. No se recomienda como alimento, ya que su sabor es muy amargo, por lo que se usa en píldoras, extractos o en té con hongos deshidratados. Las dosis tienen que consumirse con supervisión de un médico alternativo, ya que en exceso puede ser tóxico.

  La medicina china lo considera uno de los hongos más poderosos por sus cualidades curativas. Su nombre en chino es *lingzhi,* que significa "potencia espiritual". No tiene efectos secundarios. Ayuda a la respiración, cura la falta de memoria, es tónico para los riñones, ayuda a remediar problemas neurológicos, es analgésico y relajante muscular; combate el insomnio. Ayuda a fortalecer el sistema inmunológico y apoya la función de todos los órganos del cuerpo. Previene ataques al corazón y evita estreñimiento, hemorroides y várices.

- **Maitake**: tiene 27 por ciento de proteína y vitaminas B1, B2, C y D. Es conocido como el "hongo bailarín", ya que, según la leyenda, cuando lo encontraban en los bosques la gente bailaba de alegría. Su sabor es muy apreciado en la cocina. Fortalece el sistema inmunológico, ayuda a tratar el cáncer y problemas de los pulmones, disminuye los efectos de la quimioterapia y previene la formación de tumores.

- **Cordyceps**: es un hongo originario de China, Tíbet y Nepal. Hace 1500 años, los habitantes de Tíbet se dieron cuenta de que, al consumir este hongo, los animales se volvían más fuertes. Ayuda a mejorar la oxigenación en las células, mantiene el colesterol en niveles bajos, y el buen colesterol en 27 a 30 por ciento. Previene el ataque de los radicales libres, reduce la fatiga y el dolor muscular, incrementa la libido y aumenta los niveles de histamina (fortalece el sistema inmunológico y ayuda a que el sistema nervioso funcione óptimamente).

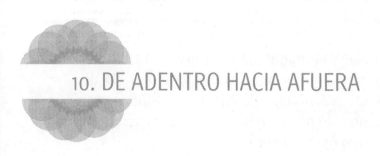

10. DE ADENTRO HACIA AFUERA

Mejórate a ti mismo por tu propio bienestar, y la gente te seguirá.

ARISTÓTELES

Con el tipo de dieta que acostumbramos llevar en la cultura occidental, el tránsito del alimento por el colon se dilata de 65 a 100 horas, lo cual genera que se acumulen desechos y toxinas. Cuando el colon está limpio y cambiamos nuestros hábitos alimenticios, el tránsito se reduce de 18 a 24 horas.

Tener un colon saludable es importante para el bienestar integral del cuerpo. Un colon saludable proporciona los siguientes beneficios:

- Energía.
- Claridad mental.
- Rejuvenece.
- Reduce los antojos de azúcar.

¿Qué afecta el funcionamiento del colon? El consumo de algunos productos como azúcar, harinas refinadas, antibióticos y productos lácteos que no sean fermentados, los cuales forman moco que se acumula en las paredes del intestino. Aunque nos alimentemos sanamente, si existe presencia de ese moco, el cuerpo no asimila correctamente los nutrientes. Cuando esto sucede, las toxinas de las proteínas animales producen inflamación en el cuerpo.

Otros factores que dañan el colon son comer en exceso, el sobrepeso, la mala digestión, así como el estrés y el enojo.

LIMPIEZA DEL COLON

Algunos alimentos que ayudan a limpiar el colon son los siguientes:

- Ajo (ayuda a eliminar gas y la retención de líquidos y mejora la digestión).
- Comida alta en fibra, como granos y vegetales.
- Jugos naturales.
- Comida fermentada.
- Linaza.

Además, es aconsejable:
- Tomar ocho vasos de agua al día.
- Hacer ejercicio físico.
- Respirar profundamente.

Existen algunas terapias alternas que son muy eficientes para limpiar el colon y para mantenerlo en buen estado:
- Colónicos: es una terapia diseñada para desintoxicar y limpiar el colon a través de un aparato que inyecta agua desde el recto, con lo que se logra expulsar los desechos y los excesos que se acumulan en el colon y los intestinos.
- Enemas: se introduce líquido por el recto para estimular la defecación.
- Panchakarma: es un sistema ayurvédico de desintoxi-

cación basado en cinco acciones que ayudan a que el cuerpo se desintoxique, rejuvenezca y se prevengan enfermedades: Nasya (terapia nasal), Vamana (emesis o vómito), Virechan (purgar), Basti (enema) y Rakta Mokha (desintoxicación de la sangre).

UN COLON SALUDABLE

Cuando el colon está sano, la absorción de nutrientes es más eficiente, los órganos trabajan mejor y se previenen alergias, infecciones por cándida y problemas estomacales. Mantenerte sano, joven y en tu peso ideal comienza con el cuidado del colon.

Algunas recomendaciones para mantener el colon en un estado óptimo son:

- Disminuir la bacteria indeseable, reduciendo el consumo de azúcar, harinas, trigo y lácteos.
- Cuidar la flora intestinal con probióticos (acidophilus, lactobacilos, dofilus).
- Consumir enzimas digestivas, betaína y bromelina.
- Utilizar desparasitantes.
- Practicarse colónicos o enemas al menos dos o tres veces al año (es recomendable consultarlo con un terapeuta).
- Consumir complementos multivitamínicos.

Se estima que en nuestro aparato digestivo habitan alrededor de 400 especies de bacterias. Algunas de ellas se consideran beneficiosas, mientras que otras menos deseables son bacterias patógenas, productoras de enfermedades que a menudo invaden ciertos órganos.

Los probióticos son microorganismos vivos que ingeridos en cierta cantidad pueden provocar efectos favorables para el organismo. La mayor parte de estos microorganismos se conocen como lactobacilos y bifidobacterias y se encuentran sobre todo en los productos lácteos fermentados, como yogurt y queso.

Las bacterias beneficiosas producen ácido acético, láctico y fórmico, y bajan el pH del intestino grueso, inhibiendo el crecimiento de bacterias patógenas. El estado de salud depende en gran medida de las condiciones de las bacterias beneficiosas y del control que éstas sean capaces de ejercer sobre las patógenas. Algunas de estas bacterias pueden desarrollarse sólo en ambientes que carecen de oxígeno, como las bifidobacterias. Otras requieren pequeñas cantidades de oxígeno para vivir y desarrollarse, y por ello se denominan organismos microaerófilos (como el *lactobacillus acidophilus*), aunque algunas cepas sean capaces de sobrevivir en ausencia de oxígeno. Hay que tener en cuenta que no todos los lactobacilos o las bifidobacterias pueden considerarse probióticos, ya que para ello es necesario que se haya demostrado un efecto favorable en el organismo, diferente del puramente nutricional.

Las bacterias beneficiosas poseen, por tanto, el potencial de jugar dos papeles:

a) Mejoran marcadamente el estado nutricional, ayudándonos a digerir los alimentos y produciendo las vitaminas esenciales.

b) Desempeñan funciones terapéuticas específicas importantes.

CONOCE TU POOP 🪷

La mayoría de los expertos en nutrición hablan de la importancia de observar las heces y conocerlas, ya que éstas proporcionan mucha información sobre el cuerpo y lo que está pasando con los alimentos que se ingieren.

En teoría, unas heces sanas pueden flotar o ir al fondo del escusado y no deben de tener un olor fuerte. Lo común y más sano es defecar de dos a tres veces al día. Esta acción es como la vida, tenemos que dejar ir para recibir lo nuevo; si uno empieza a acumular, se presenta estrés, ansiedad, miedo, enfermedades y malestar general.

Revisemos lo que pueden significar algunas formas de heces:

- Negra y pegajosa: puede significar que hay sangrado en el canal digestivo; el color viene de células de sangre digeridas.
- Café muy oscuro: cuando se toma vino tinto o cuando la dieta tiene mucha sal o pocos vegetales.
- Roja o magenta: cuando se comen rábanos o betabel.
- Verde claro: cuando se consume demasiada azúcar, mucha fruta o vegetales sin suficientes granos o sal.
- Pálida o color barro: un poco de bilis, tal vez debido a problemas con el hígado o la vesícula.
- Sangrona o llena de moco: por hemorroides, bacteria, cáncer de colon. Es recomendable buscar ayuda médica.
- Muy delgada, como lápiz: algo en el colon está bloqueado el tránsito de las heces y por eso salen tan delgadas.
- Grande, flota, un poco grasosa en el agua: mala absorción de nutrientes.
- Medio líquida, sin forma, a veces con comida sin digerir: posibles causas de diarrea, antibióticos, intolerancia a la lactosa, cambio de dieta, irritación.
- Pequeña, dura y en bolitas: estreñimiento, mucha comida seca, exceso de proteína, insuficiente comida cruda, abuso de laxantes.

- Alternación de diarrea y estreñimiento: se agrava con el consumo de carne roja, especias, azúcar, alcohol y falta de fibra.
- Olor fuerte y desagradable: desbalance de bacteria y exceso de consumo de proteína, que se puede pudrir en el intestino.

CÁNDIDA

Habitan más de 5 000 tipos de hongos y bacterias en nuestro cuerpo. La candidiasis, también llamada micosis candidiásica, es una enfermedad causada por el hongo *Candida albicans*. Todos los seres humanos portamos este hongo, ya sea dentro o fuera del cuerpo. Generalmente se encuentra en piel, colon, recto, estómago, vagina, boca y garganta. En condiciones normales este hongo es inofensivo y ayuda a mantener el nivel de bacteria adecuado del cuerpo; sólo cuando crece de manera desmedida provoca enfermedades

Gente que tiene un mal sistema digestivo, con VIH, cáncer, fatiga crónica, infecciones virales, que lleva muchos años con antibióticos, con alergias, que toma medicamentos anticonceptivos, esteroides, cortisona o con mucho estrés, pueden ser susceptibles a la cándida (las mujeres lo son ocho por ciento más que los hombres).

La cándida se puede tratar haciendo cambios en el estilo de vida y en la alimentación, aunque toma su tiempo, ya que se puede tardar de tres a cuatro meses en reducirse a su cuenta original.

Tratamiento:

- Aumentar la bacteria beneficiosa con el consumo de probióticos que ayudan a fortificar la flora intestinal.

- Evitar el consumo de lácteos, trigo y azúcar, ya que cuando estos productos son consumidos en exceso, se convierten en alimento de las bacterias.
- Practicar ejercicio físico.
- Limpiar el intestino; por ejemplo, a través de colónicos.
- Eliminar los rellenos de mercurio de las piezas dentales.
- Dejar de fumar, ya que el tabaco se procesa con desparasitantes.
- Eliminar alimentos que provoquen ácido úrico (hígado, riñones, corazón, carne roja, mariscos, cerdo, cordero, pavo, grasas trans, manteca, nata, bebidas alcohólicas, café, refrescos de cola y azúcar refinada, entre otros).
- Consumir pimienta de cayena o pimientón dulce, algas marinas, espirulina y ajo.
- Lavarse los dientes con vitamina C o con bicarbonato de sodio; la pasta dentífrica comercial alimenta al hongo.

Señales de sobrepoblación de cándida en el organismo:

Síntomas físicos: caspa, descarga vaginal, pie de atleta, cólico en niños.

Síntomas secundarios: ansiedad, alergias, asma, síndrome premenstrual, irritabilidad, gastritis, fatiga, problemas en la piel, problemas sexuales como impotencia y disminución de la libido, diarrea, depresión, fatiga crónica, estreñimiento, ataques de pánico, infecciones de la piel, dolores de cabeza e hipoglucemia, entre otros.

Recomendaciones de alimentación para eliminar cándida:

- Incrementar consumo de pescado y mariscos, ajo, cebolla, aceite de oliva, aceitunas, vegetales verdes, especias, hierbas, chucrut (col agria), comida fermentada y linaza.
- Evita consumo de fruta alta en azúcar, la propia azúcar, jugo de fruta, vino, cerveza, queso, pan, nueces, semillas, comida refinada y hongos.

LA DIETA ECOLÓGICA DEL CUERPO [*BODY ECOLOGY DIET*] PARA ELIMINAR CÁNDIDA

Esta dieta fue creada por Donna Gates, quien ya tiene un imperio de libros y productos específicos para ayudar a gente con infecciones ocasionadas por cándida y con problemas de la flora intestinal.

Esta dieta fue de los primeros cambios que yo hice en mi alimentación, ya que sufría de cándida por el exceso de trigo y azúcar que consumía. Cuando comencé a leer el libro *The Body Ecology Diet* entendí exactamente qué estaba pasando con mi organismo. Durante dos meses llevé a cabo esta dieta y logré eliminar la cándida; el cansancio crónico que sentía desde hace meses se terminó; me sentí con más energía y menos hinchada, y mis antojos y mi adicción al azúcar y al trigo se esfumaron.

Estos son los conceptos básicos de esta dieta:

1. Comer sólo frutas sin combinarlas con ningún otro tipo de alimento y en ayunas.
2. Comer proteína combinada con verduras.
3. Comer granos combinados con verduras.
4. Evitar combinar proteínas con granos o pastas.
5. Comer hasta el 80 por ciento de la capacidad del estómago y dejar el 20 por ciento vacío para facilitar la digestión.

6. El 80 por ciento del alimento de tu plato debe consistir de verduras y el 20 por ciento de proteína animal, granos o carbohidratos, como papas o maíz.
7. Evitar el consumo de alcohol, pan, azúcar, nueces, ácido cítrico y legumbres.
8. Preferir alimentos sin gluten.
10. Tomar probióticos.
11. Practicarse colónicos.

❁ POR QUÉ NO BAJAMOS DE PESO

Seguramente en alguna ocasión te ha sucedido que has deseado bajar de peso y no lo has logrado, por más dietas y ejercicio que hagas. Es importante saber que existen factores que impiden la pérdida de peso. A continuación mencionamos algunos:

- Estreñimiento.
- Colon sucio.
- Infecciones por cándida.
- Riñones débiles.
- Retención de líquidos.
- Metabolismo bajo.
- Masticar incorrectamente.
- Parásitos o bichos.
- Desbalance de minerales y vitaminas.
- Falta de buena absorción de nutrientes.
- Falta de ejercicio físico.
- Falta de enzimas.

Debido a la cantidad de tóxicos, pesticidas, antibióticos, lácteos alterados con hormonas, así como granos, harinas, azúcar y sales refinadas que ingerimos, el cuerpo entra en un estado muy tóxico y, en muchas ocasiones, cuando trasciende su límite, causa un síndrome en el metabolismo llamado *X*.

Este síndrome impide que las personas puedan bajar de peso, debilita el sistema inmunológico y genera desorden en el organismo.

Por eso es importante consumir más frutas y verduras crudas, las cuales mantienen las enzimas, favorecen la resistencia de flora intestinal y al eliminación de los tóxicos del cuerpo.

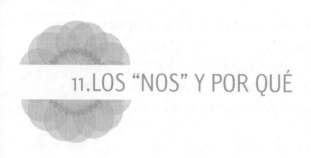

11.LOS "NOS" Y POR QUÉ

Si haces lo que siempre has hecho,
tendrás lo mismo que siempre has tenido.
ANTHONY ROBBINS

Para estar completamente sanos es importante reducir o eliminar de modo considerable algunos productos o alimentos de nuestra dieta. Muchos de éstos no benefician al organismo, pues están muy procesados y adicionados con una gran cantidad de químicos que nuestro cuerpo no reconoce, el cual, al no saber qué hacer con ellos, los envía a los depósitos de grasa, con lo que se contribuye a que los radicales libres, las células cancerígenas y algunos gérmenes adquieran fuerza para crear enfermedades como alergias, obesidad y cáncer, entre otras.

Algunos de estos productos, como la cafeína y el alcohol, fueron utilizados durante años para dar placer al paladar, algo que se consumía de manera esporádica y con moderación (como máximo una vez a la semana); de esta manera no generan ningún daño a la salud. Sin embargo, esos productos los hemos convertido en parte de nuestra rutina y de nuestros hábitos, sin percatarnos de que su consumo en exceso puede causarnos enfermedades o alterar nuestro sistema nervioso.

Cuando reducimos el consumo de algunos productos es posible aumentar considerablemente nuestra calidad de vida, tener más energía y prevenir el envejecimiento prematuro. Si sufres alguna enfermedad como cáncer, y si padeces alergias, gripas frecuentes u obesidad, es recomendable que elimines el consumo de estos productos y los sustituyas por alimentos más saludables.

Revisemos cuáles son algunos de estos productos que resultan nocivos para la salud.

ACEITES REFINADOS Y GRASAS

Las grasas son esenciales para el cuerpo, pero hay de grasas a grasas. Entre las grasas buenas encontramos los aceites de coco, oliva y aguacate, los cuales son muy recomendables. Los aceites refinados como el de maíz, girasol o la margarina, elevan los niveles de colesterol de 20 a 30 por ciento, bajan el HDL (colesterol bueno), disminuyen la calidad de la leche materna, promueven la inflamación, suben los niveles de insulina y propician la diabetes, reducen la habilidad del cuerpo desintoxicarse y eliminar las toxinas, afectan el sistema inmunológico y alteran la función de las células y de las membranas en el cuerpo.

El consumo de margarina, por ejemplo, daña las arterias y es más alta en Omega-6 que en Omega-3. El exceso de Omega-6 genera daño a la salud; por eso es importante consumir grasas altas en Omega-3, para nivelar ambos ácidos grasos. Productos como el salmón y el aceite de pescado son altos en Omega-3.

Es importante tener cuidado con el consumo de productos *light* o bajos en grasa, ya que para darles sabor son adicionados con más azúcares, los cuales en exceso se convierten en grasa.

✿ AZÚCAR

Múltiples estudios demuestran que el azúcar es adictiva, y la única manera de evitar caer en sus redes es eliminándola por completo de la dieta. Incluso, en los centros de rehabilitación para adictos a las drogas o al alcohol, uno de los primeros tratamientos que se sugieren es proscribir el consumo de azúcar, ya que el impulso por beber o drogarse es el mismo que por consumir azúcar refinada.

El azúcar está muy procesada y se encuentra en un sinfín de presentaciones, como jarabe de maíz alto en fructosa, azúcar morena, azúcar de caña, caramelo, dextrosa, cristales de caña de azúcar, sorbitol, sucrosa, maltosa, glucosa, azúcar de dátil, entre muchas otras, cuyas denominaciones se encuentran en las etiquetas de los alimentos procesados.

El azúcar también está escondida en alimentos como hamburguesas y papas fritas de los restaurantes de comida rápida, en la salsa de tomate comercial, en la mayonesa, en el pan, productos lácteos como el yogurt, en jugos y en refrescos. Por ejemplo, una lata de refresco de cola tiene 15 cucharaditas de azúcar.

¿Qué hace el azúcar en el cuerpo? Es uno de los alimentos que causa más problemas de salud. Es el alimento que consumen los virus y las bacterias. Una cucharadita de azúcar es suficiente para bajar la producción y la eficiencia de los macrófagos, que son células que nos ayudan a desintoxicar y a destruir los tóxicos del cuerpo.

El azúcar incrementa los niveles de energía de manera momentánea, pero lo que en realidad hace es agotar las glándulas adrenales, además de afectar al páncreas.

El consumo de azúcar refinada genera los siguientes riesgos:

- Alimenta a las células cancerígenas.
- Causa problemas de corazón.
- Aumenta el colesterol y los triglicéridos.
- Lastima los riñones.
- Causa artritis.
- Provoca migrañas.
- Aumenta la acidez en el estómago.
- Contribuye a la obesidad.
- Crea hipoglucemia e hiperinsulinismo.
- Caries.
- Indigestión.
- Falta de concentración.
- Hiperactividad.
- Comportamiento violento.
- Puede bajar las defensas y afectar al sistema inmunológico haciéndonos más susceptibles a enfermedades.
- Reduce la posibilidad de absorber el calcio y el magnesio, y causa deficiencias en cromo y cobre.
- Provoca problemas con los tejidos y con la elasticidad.
- Puede conducir al alcoholismo.
- Reduce la visión.
- Causa deficiencia de cobre.
- Provoca apendicitis, hemorroides y várices.
- Contribuye a la osteoporosis.
- Causa alergias.
- Causa eczemas y problemas en la piel.
- Baja niveles de vitamina y causa depresión.
- Puede matar células.
- Causa presión arterial alta en gente obesa o con sobrepeso.
- Afecta el sistema adrenal.

✿ ALCOHOL

Es uno de los mayores estresantes por los cuales el cuerpo envejece. Lo curioso es que la mayoría de la gente toma alcohol para relajarse.

El alcohol produce adrenalina, que ocasiona problemas de insomnio, tensión nerviosa e irritabilidad. El exceso aumenta los depósitos de grasa en el corazón y debilita al sistema inmunológico. Además, afecta al hígado ya que es el único órgano que puede procesarlo.

Si se desea bajar de peso, es indispensable olvidarse del consumo de alcohol hasta llegar al peso ideal, ya que éste se convierte en azúcar y después en grasa, que tiende a depositarse en el cuerpo.

De vez en cuando, una copa de vino tinto es sana, pues contiene muchos antioxidantes y magnesio, que son benéficos para el corazón. Si no tienes problemas de sobrepeso, o si estás contento con tu peso, procura beber moderadamente y hacer dietas de desintoxicación al menos una vez al mes para ayudar a limpiar el hígado.

✿ ENDULZANTES ARTIFICIALES

Los endulzantes artificiales son nocivos para el cuerpo, ya que están hechos a base de químicos. Lo que sucede es que el cuerpo no los reconoce y al no saber qué hacer con ellos, los almacena en las reservas de grasa, afectando la salud.

ASPARTAME
Es una neurotoxina compuesta por tres ingredientes: ácido aspártico, fenilalanina y metanol; se comercializa como Nutrasweet, Equal y Spoonful, entre otras marcas. Es un

veneno que al ser ingerido se convierte en un formaldehído que causa migrañas, temblores, pérdida de visión, síntomas parecidos al lupus y al mal de Parkinson y esclerosis múltiple; destruye el sistema nervioso. No es recomendable en absoluto. El aspartame es un químico 200 veces más dulce que el azúcar, aumenta el hambre y provoca problemas en el hígado. Causa un daño silencioso y lento, y debido a que no provoca una reacción inmediata en las personas, éstas no evitan su consumo. Puede tomar de uno a 40 años manifestar efectos en la salud, ya sean reversibles o irreversibles.

Si estás consumiendo productos *light*, *diet* en cuya etiqueta dice "sin azúcar" o "no necesita azúcar", te invito a que los suprimas durante 60 a 90 días; verás la diferencia en cuanto a tus síntomas.

Es muy importante leer cuidadosamente las etiquetas de los productos que acostumbras consumir, ya que en muchas ocasiones el aspartame viene incluido en productos que no son de dieta, como gelatina, yogurt, medicamentos, polvo para preparar bebidas, suplementos alimenticios, agua baja en calorías y chicles, entre otros.

Splenda

Es 600 veces más dulce que la sacarosa y no tiene calorías. Se produce alterando químicamente los compuestos de la estructura de las moléculas del azúcar. Este edulcorante reduce el tamaño de la glándula del timo y agranda el hígado y los riñones.

CAFEÍNA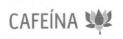

La cafeína es uno de los productos que generan mayor estrés, ya que libera adrenalina y estimula el sistema nervioso;

por eso la gente se vuelve adicta a su consumo. También genera ansiedad e irritabilidad.

Es lo mismo que les sucede a los amantes de los deportes extremos, que necesitan emociones fuertes para soltar adrenalina, ya que también estresa a las glándulas adrenales. Estas hormonas interfieren con el metabolismo; por eso, a largo plazo, si se consume mucha cafeína, aunado a una mala alimentación, se produce aumento de peso, además de una disminución en la libido.

Algunos efectos de la cafeína son los siguientes:

- Aumenta el pulso y la presión arterial.
- Incrementa el nivel de azúcar en la sangre.
- Aumenta los niveles de colesterol.
- Contribuye al padecimiento de problemas coronarios.
- Afecta al líquido intestinal, por lo que deshidrata el cuerpo y genera envejecimiento prematuro.
- Baja considerablemente la absorción de nutrientes.
- Reduce las vitaminas del complejo B, el calcio y otros minerales en el cuerpo.
- Reduce la energía de los riñones.
- Aumenta problemas del hígado.
- Genera irritación gastrointestinal, puede causar gastritis.

En los hombres, un gran beneficio que se obtiene por dejar de consumir cafeína es la reducción del riesgo de presentar problemas en la próstata; y en las mujeres, la disminución de las molestias del síndrome premenstrual.

La cafeína también tiene su lado positivo, ya que ayuda a estar alerta y concentrado; reduce dolores musculares y previene la diabetes, por su contenido de minerales y antioxidantes.

HARINAS

Cuando se consumen harinas refinadas, como pasta y pan blanco, alimentos que debido a su proceso no contienen nutrientes, el cuerpo necesita utilizar vitaminas y minerales para digerirlas; es decir, en lugar de nutrir, desnutren.

Los alimentos refinados destruyen los nutrientes, como vitaminas del complejo B (el 80 por ciento) y el hierro, entre otros minerales. Además, contienen poca fibra, por lo que contribuyen al sobrepeso, a la acumulación de grasa y a la generación de enfermedades.

Si se desea bajar de peso, es muy recomendable intercambiar la harina blanca por harina integral, de garbanzo, avena y otros granos, lo cual es mucho más sano, en especial para la elaboración de postres.

SAL

La sal refinada tampoco aporta nutrientes. Para que la sal tenga el aspecto con el que la conocemos, es necesario refinarla, para lo cual se utilizan agentes como el aluminio-calcio-silico y el sodio-aluminio-silico y resulta que el aluminio es muy tóxico para el organismo e, incluso, es necesario desintoxicarnos de él.

El exceso de sal contribuye a la retención de líquidos y sube la presión arterial.

La sal es muy importante para el cuerpo porque proporciona sodio, pero cuando la consumimos en exceso desequilibra nuestro sistema, pues el sodio trabaja con el potasio, el cual ingerimos en frutas y verduras. La sal mantiene en balance los fluidos del cuerpo. Se recomienda un máximo de 6 gramos al día.

Consumir sal de buena calidad es recomendable, sobre todo si es sal de mar, sal kosher, o shoyu, que es como la soya, pero sin tanto sodio y con minerales.

🪷 LÁCTEOS

Existen muchos estudios y hay una gran polémica acerca de los beneficios y los daños del consumo de productos lácteos. En principio, se dice que la leche es la única fuente de calcio y hierro que requieren los huesos, y eso es una gran mentira, pues la mayoría de las verduras verdes también tienen estos minerales, y algunas algas marinas, como el hijikí, contienen más calcio y más magnesio que la leche de vaca; además, después de los dos años de edad los seres humanos ya no estamos preparados para consumir lácteos, por lo cual hay tanta gente con intolerancia a la lactosa.

Consumir productos lácteos procesados industrialmente puede contribuir a muchos problemas de salud, por diversas razones: la crueldad hacia los animales es una realidad, y consumir sus productos afecta a nivel energético; la cantidad de hormonas de crecimiento que se les suministra eleva los estrógenos en el cuerpo cuando se consumen; los antibióticos que les inyectan para que no se contagien en los espacios tan pequeños en que son criados los animales alteran el equilibrio de bacterias en el cuerpo, y si se le añade que las vacas ya no son alimentadas con pasto ni con alimento natural, sino con restos de vacas muertas, la calidad del lácteo no es muy buena.

Comparto esta información, y ya será una decisión individual continuar con el consumo de productos lácteos. Si decides consumirlos, procura que sea de la mejor calidad posible y de preferencia de origen orgánico.

Algunas desventajas del consumo de productos lácteos son las siguientes:

- Causan moco, sinusitis, asma y alergias.
- Reducen el hierro en niños.
- Influyen en la diabetes, osteoporosis, esclerosis múltiple y tapa las arterias.
- Causan cáncer de mama y de próstata.
- Propensión a desarrollar acné y arrugas en la piel.
- Provocan aumento de peso y el nivel de grasa corporal.

Si se desea practicar una dieta de desintoxicación, se padece sinusitis, exceso de moco o gripa constantes, se sugiere evitar el consumo de productos lácteos.

PROTEÍNA ANIMAL 🪷

Aunque la proteína animal es importante para la formación de músculo y tejido, consumirla en exceso no es recomendable.

El pollo, la carne roja, los huevos y la leche son fuentes de proteína, pero no son los mejores aliados del hígado y son difíciles de digerir.

La carne roja contiene dopamina, que está asociada con altos niveles de estrés.

Por los procesos con lo que se producen los alimentos animales, en los últimos años se ha visto como una ventaja convertirse al vegetarianismo. Hace 20 años, la mayor parte de la carne que se consumía provenía de granjas o industrias en las cuales los animales eran tratados benévolamente y se les alimentaba con pasto. Ahora es muy diferente, ya que como el consumo de carne se ha incrementado de manera notable, los fabricantes mantienen a los animales en lugares masivos y les inyectan hormonas de crecimiento y muchos antibióticos para prevenir que se contagien unos a otros por convivir en los pequeños espacios donde los tienen. Por eso, consumir pollo, pavo o carne roja no es la opción ideal.

Si decides hacerlo, busca que sean animales de la mejor calidad y que hayan sido alimentados con pasto; hónralos a la hora de ingerirlos.

Las personas cuyo tipo de sangre es "O", necesitan más proteína animal, pero si padecen problemas cardiovasculares, cáncer o presión arterial baja, es muy aconsejable que dejen de consumir carne roja.

El consumo de pescado y mariscos es una mejor opción para adquirir proteínas, ya que estos animales todavía son criados de una manera más natural; aunque ya existen muchos tóxicos en el mar, como el mercurio, que contaminan a las especies; al ingerir su carne, estos metales se acumulan en el cuerpo. Consumir pescado de la mejor calidad también es muy recomendable, y mientras más fresco sea, es mejor. Especies de pescado azul, como el salmón, son una excelente elección, ya que contienen Omega-3, que es esencial para el cuerpo.

Si decides seguir un sistema de alimentación vegetariano o vegano, recuerda consumir suplementos con vitamina B12 y proteína vegetal como espirulina, alga azul y muchas legumbres.

El exceso de consumo de proteína animal causa los siguientes daños:

- Debilidad en los riñones.
- Problemas cardiovasculares.
- Placa en las arterias.
- Alto colesterol.
- Cáncer.

Existen más de 14 000 químicos creados por el hombre que se encuentran en la comida que ingerimos habitualmente. Nuestro cuerpo no está diseñado para digerirlos y tiene que trabajar el triple para asimilarlos.

Algunos son:

- **Colorantes:** pueden dañar el sistema inmunológico y acelerar el proceso de envejecimiento. Muchos conservadores y aditivos han sido relacionados con alergias. Evita consumir alimentos que contengan colorantes artificiales. Para reconocerlos en las listas de ingredientes de determinados productos, normalmente están seguidos por un numero, por ejemplo: caramelo (E150), rojo betabel (E162), amarillo (E110), entre otros. Procura consumir colorantes naturales, que vienen en frutas y verduras.
- **Conservadores:** su función es extender la vida de los alimentos. El ácido cítrico y el ácido ascórbico son comunes y provienen de la vitamina C; son naturales e incluso antioxidantes.

Hay que tener precaución con el "alum", que viene del aluminio, que está presente en algunos productos, como el bicarbonato de sodio, y en algunos antiácidos.

Los nitratos (E249-52) se encuentran en embutidos y en salchichas.

El glutamato monosódico (MSG) se usa mucho en la cocina asiática, contiene mucho sodio y produce reacciones alérgicas; su uso es innecesario y es adictivo.

Muchos aditivos que vienen en los refrescos son nocivos para el organismo.

Recomiendo evitar cualquier producto que en la lista de ingredientes incluya nombres extraños que no conozcas o productos con listas interminables de ingredientes.

12. YOGA, RESPIRACIÓN Y MEDITACIÓN

> El yoga nos enseña a sanar lo que necesitamos superar,
> y a superar lo que no podemos sanar.
>
> B. K. S. IYENGAR

La relajación, el balance, la claridad mental y un cuerpo sano se logran a través de técnicas de respiración, meditación y yoga.

YOGA

El yoga es una ciencia divina de la vida, originaria de los textos Vedas de la India. Constituye una filosofía de vida que se practica desde hace más de 5 000 años.

Yoga significa unión; la unión del cuerpo, la mente y el espíritu. Eso quiere decir que se trabaja el ser de manera integral, en un mismo momento.

Algunas definiciones de yoga son:

- Unión de cuerpo, mente y espíritu.
- Trabajar la sabiduría interna.
- Herramienta para aquietar la mente.
- Tecnología para remover el velo ilusorio que se en-

cuentra entre nosotros y la fuerza vital que nos anima.

Dentro del yoga se practican diferentes ramas o partes del yoga, que son el estudio de los textos, la meditación y las posturas o *asanas*.

Las *asanas* que practicamos en Occidente son los ejercicios y las disciplinas espirituales más populares.

La ventaja de este ejercicio es que no es sólo una cuestión física que ayuda a mantenerse en forma, sino que, como mencionamos, también trabaja la mente y el espíritu, además de representar una preparación para la meditación y un trabajo energético con el cual se equilibra el cuerpo físico, mental y emocional.

En esta disciplina existen diferentes escuelas o estilos que se pueden ir experimentando hasta que la persona encuentre el que va con ella. Puedes seguir sólo un linaje, lo que te dará un conocimiento más amplio y mayor disciplina, o también puedes ir cambiando y experimentando, de acuerdo con tu estado de ánimo o con lo que necesites trabajar cada día.

Los estilos de yoga más populares son:

- **Ashtanga yoga:** basada en posturas que se mantienen por el tiempo en que se realizan cinco respiraciones, mientras se hace una vinyasa, que es la unión del movimiento y la respiración entre postura y postura, la cual crea así un movimiento constante. Se utilizan bandhas, que son candados de energía.
- **Anusara yoga:** se basa en los principios universales de alineamiento y del tantra.
- **Hatha yoga:** es un tipo de yoga en el que se mantiene la postura por periodos más extensos; también es más meditativa.

- **Bikram yoga:** tiene su propia serie de 26 posturas o asanas, y se practica a altas temperaturas.
- **Iyengar yoga:** su enfoque es la alineación correcta de las asanas; se utilizan herramientas como bloques y cuerdas.
- **Kundalini yoga:** este tipo de yoga se basa en respiraciones y mantras (cantos en sánscrito) que ayudan a activar el kundalini o la energía creativa del cuerpo.
- **Power yoga:** enfoque físico; son posturas con mucho movimiento.
- **Sivananda yoga:** es un yoga integral basado en respiración, relajación, asanas, alimentación y filosofía de vida.

Mi experiencia en el yoga comenzó en el año 2000, cuando practiqué ashtanga yoga con Ana Desvignes y Marcos Jassan en México. Es curioso que me haya tardado tanto tiempo en descubrir los beneficios del yoga y de ponerla en práctica, pues desde niña observaba a mi padre haciendo hatha yoga con el maestro Michan.

En el año 2001, durante mi viaje a India, descubrí el ashram (comunidad espiritual) de Swami Sivananda, y decidí certificarme como maestra de yoga para entender más esta disciplina, lo que se convirtió en una de las experiencias más fascinantes de mi vida, que me cambió por siempre.

Este tipo de yoga se conoce como yoga integral, y se basa en cinco principios:

- **Relajación adecuada:** básicamente se logra después de practicar asanas, en especial con la postura del cadáver o savasana.
- **Ejercicio adecuado:** nos proporciona las posturas que actúan sobre el cuerpo; tonifica y estira todas las par-

tes del cuerpo y mantiene sana y flexible la columna vertebral; además los órganos internos se masajean y se desintoxican.

- **Respiración adecuada:** es una respiración plena y profunda, con un ritmo mucho más lento que ayuda a incrementar el oxígeno en el cuerpo y a utilizar toda la capacidad pulmonar. Los ejercicios de respiración yóguica o pranayamas son esenciales para estar sano; recargan el cuerpo de energía y ayudan a controlar el estado mental, aquietando la mente.
- **Dieta adecuada:** es importante para mantener el cuerpo ligero y flexible, y para tranquilizar la mente y estar sanos. Se recomienda una dieta satvica, es decir pura, a base de verduras, granos y ensaladas. Consiste básicamente en una dieta vegetariana.
- **Pensamiento positivo y meditación:** ayudan a desapa-recer la frecuencia negativa de la mente, silenciándola y conectándola con nuestra intuición y el yo verdadero. Es un descanso para la mente.

Los resultados y los beneficios de la práctica de esta disciplina fueron casi inmediatos. Recuerdo que desde las primeras semanas sentí mi cuerpo mucho más flexible y fuerte; mi sistema digestivo comenzó a trabajar mejor y, sobre todo, mi humor cambió; estaba menos irritada y más paciente.

Viendo estos resultados, me interesé en las raíces del yoga, leyendo mucho acerca de los yogis y la filosofía Vedanta. Entonces comencé a meditar y a leer muchos textos budistas.

Cuando estuve en India, fui a Dharamsala, un pequeño pueblo en los Himalayas, donde vive Su Santidad el Dalai Lama. Ahí viví la experiencia de estar en un monasterio, meditar y cantar mantras con los monjes, caminar y disfrutar la naturaleza y la majestuosidad de los Himalayas; además, tuve el privilegio de conocer al Dalai Lama, abrevar de su energía y de esa sonrisa que lo caracteriza y que dice más que mil palabras.

Exploré varias formas y filosofías de vida, como la Vedanta; estuve varios días en la ciudad de Pune, en el ashram de Osho, uno de los grandes pensadores filósofos de los años setenta y ochenta. Ahí practiqué la meditación a través del baile y la música, y asistí a pláticas sobre sus enseñanzas.

En Goa, un estado de la costa de India, tomé varias clases de cocina Ayurveda y me dediqué a comer y a entender esa corriente alimenticia que hoy en día sigo practicando en muchas temporadas, y que me ha ayudado a balancear mi vida y, sobre todo, mi cuerpo emocional.

Visité la ciudad de Mysore, donde vivía Sri Pattabhi Jois, creador del ashtanga yoga. Pude ver cómo enseñaba a sus alumnos. Fue increíble estar con él, principalmente porque con este tipo de yoga me inicié en la práctica, que hasta la fecha realizo.

Kerala me pareció un lugar fascinante, ya que además de ser el centro de Ayurveda del mundo, es en donde encontré a mis maestros de yoga, Swami Sivananda y Vishnu Devananda. En su centro fue donde pasé la mayor parte del tiempo que estuve en ese país.

Mi estadía en ese ashram fue sólo el comienzo de mi descubrimiento del yoga. En cuanto regresé a México comencé a dar algunas clases y tomé un entrenamiento de ashtanga yoga y de Ayurveda. En los siguientes dos años mi práctica fue cambiando y me concentré más en ashtanga yoga, hasta que llegué a Los Ángeles, donde se estila mucho la fusión de ashtanga e iyengar. En 2010 terminé mi certificación de esta corriente en Yoga Works, donde completé una educación más especializada acerca del cuerpo, la manera en que funcionan las posturas y su filosofía. Después de esta preparación, he hecho de los sutras de patanjali parte de mi vida.

Este camino no deja de sorprenderme, y cada día aprendo más. Me declaro una yogiadicta, que cada día quiere descubrir otras cosas acerca de esta disciplina, que para mí es una forma de vida.

Al practicar yoga, todos los días tienes la oportunidad de aprender y de transformarte; por ejemplo, el trabajo se puede enfocar en diferentes aspectos: postura y alineación en detalle, conexión con la energía meditativa, fluir con la energía de cada postura, flexibilidad y determinación, o sobrepasando los límites.

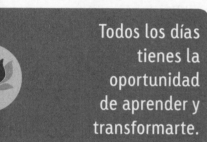

Todos los días tienes la oportunidad de aprender y transformarte.

Esa es la magia del yoga, que cada día su práctica puede ser diferente, dependiendo del estilo, el maestro y el estado de ánimo. En la práctica se comprueba que cada día somos diferentes personas y que cambiamos de manera constante: las células, la sangre, el nivel de estrés, los pensamientos, las emociones, las experiencias y las historias, lo que hace que el trabajo sea diferente cada nueva ocasión.

El cuerpo es un reflejo de cómo pensamos, sentimos y somos. Cada postura libera una emoción determinada, alguna tensión del cuerpo o algún desbalance energético. El yoga es una disciplina completa e integral, y en conjunto con una buena alimentación es ideal para encontrar el balance en la vida.

Beneficios del yoga:

- Mantiene el peso ideal.
- Proporciona fuerza, elasticidad y flexibilidad.
- Mantiene el tono muscular.

- Mejora la digestión.
- Ayuda a dormir bien.
- Equilibra las hormonas.
- Desintoxica órganos internos.
- Elimina toxinas.
- Proporciona claridad mental.
- Propicia el balance energético.
- Da energía.
- Relaja.
- Provoca la paz mental.

Para entender los beneficios del yoga, más que la teoría se requiere la experimentación.

A continuación encontrarás una serie de secuencias que te recomiendo practicar. No te tomará más de 10 minutos cada una y de inmediato podrás darte cuenta de los beneficios que te proporcionan.

POSTURAS DE YOGA

POSTURA DE LA MONTAÑA O TADASANA

Es de las primeras posturas que se enseñan en yoga. Lo más importante para practicar de manera correcta las posturas es tener la base bien colocada, como los pies y las manos.

Procedimiento:

1. De pie, colócate derecho, juntando los dedos gordos de los pies, aunque los talones queden un poco separados y distribuyendo todo el peso en la planta de los pies y extendiendo los dedos.

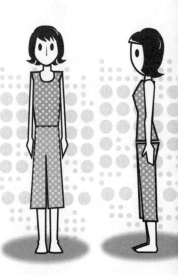

2. Si te ves de perfil, la pelvis no debe de estar muy adelantada y la cabeza debe alinearse con las piernas. Busca el balance.
3. Relaja los hombros y coloca los brazos y las manos separadas ligeramente a los costados, con las palmas viendo hacia ti y hacia abajo.

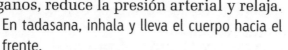

UTTANASANA

Relaja los músculos femorales, los glúteos y las pantorrillas, y flexibiliza la parte posterior del cuerpo. Baja la temperatura de los órganos, reduce la presión arterial y relaja.

1. En tadasana, inhala y lleva el cuerpo hacia el frente.
2. Contrae los cuádriceps y dobla ligeramente las rodillas.
3. Lleva el abdomen hacia las piernas y la frente hacia abajo colocando las manos en el piso.

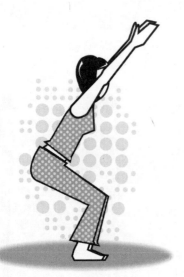

LA SILLA O UTKATASANA

Tonifica los músculos de piernas y abdomen. Ayuda a extender el pecho y abrir los hombros. Incrementa la temperatura del cuerpo y ayuda a la circulación.

1. En tadasana, dobla las rodillas y verifica que alcances a ver todos los dedos de los pies.
2. Lleva el peso de los glúteos e isquiones al piso, suavemente, como si te fueras a sentar.
3. Alarga los lados del cuerpo y extiende las manos hacia el cielo relajando los hombros.

El árbol o vrksasana

Esta postura tonifica y da flexibilidad a las piernas. Mejora la concentración, ayuda a la circulación y al balance.

Procedimiento:

1. Parado con ambos pies juntos y los brazos a lo largo del cuerpo, recoge el pie derecho flexionando la rodilla; pon la planta sobre la parte interior del muslo izquierdo, llevando el talón lo más pegado posible a la ingle o sobre el muslo. Si no alcanzas, colócalo al lado del tobillo o arriba de la rodilla.
2. Manteniendo esa posición, lleva los brazos hacia el cielo con las palmas juntas y relajando los hombros.
3. Realiza la misma postura con la otra pierna. Respira profundamente.

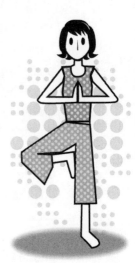

Guerrero 1 o virabhadrasana 1

Fortalece los músculos de la espalda, alivia dolores en la zona, tonifica el abdomen y los cuádriceps, ayuda a mejorar la acidez y la digestión y alivia dolores menstruales.

1. Parado con los pies juntos, da un paso largo hacia el frente y flexiona la rodilla; el tronco debe estar alineado en el centro de la cadera, el ángulo de la pierna de adelante debe ser 90 grados y la rodilla no debe pasar los dedos de los pies. La pierna contraria tiene que mantenerse estirada.
2. Verifica que la pelvis esté viendo hacia adelante y alarga los costados.
3. Extiende el pecho, y sube los brazos rectos al lado de la cabeza y relaja los hombros.
4. Repite el procedimiento del otro lado.

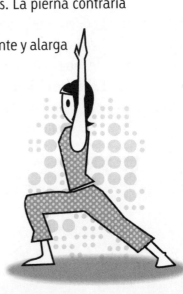

Guerrero 2 o virabhadrasana 2

Esta postura es una introducción a las siguientes dos posturas. Fortalece las piernas y el abdomen, abre la cadera y sube la autoestima.

Procedimiento:

1. Parado, con los pies juntos, da un paso largo hacia el frente. La pierna de adelante deberá estar a 90 grados y el pie de atrás ligeramente virado a la izquierda.
2. Dobla la rodilla de enfrente cuidando que esté atrás de los dedos del pie y estira la pierna trasera. Abre ligeramente la cadera.
3. Alarga el torso y abre los brazos a la altura del corazón, con las palmas de las manos viendo hacia abajo.
4. Voltea el cuello hacia tu brazo de enfrente y relájate.
5. Repite el procedimiento del otro lado.

Ángulo de costado o utthita parsvakonasana

Tonifica tobillos, rodillas y muslos; estira todos los costados de la cadera y reduce la grasa.

Procedimiento:

1. Comienza esta postura entrando en Guerrero 2
2. Recarga el brazo derecho en el muslo del mismo lado con el torso viendo hacia el lado izquierdo y extiende el cuerpo.
3. Extiende el brazo izquierdo por encima de la oreja del mismo lado, síguelo en una línea recta desde el talón por pierna, cadera, costado, hombro y brazo hasta los dedos de la mano.
4. Para salir de la postura, levanta el tronco, extiende la pierna y regresa a la postura inicial.
5. Repite del otro lado.

El triángulo o Trikonasana

Ayuda a relajar los músculos de la espalda baja; tonifica piernas, cadera y área abdominal. Es una postura que te aterriza y ayuda a balancear los centros de energía

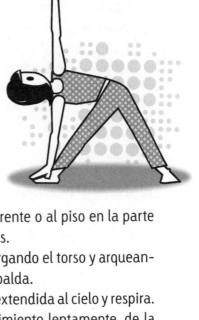

Procedimiento:

1. Para entrar, colócate en la postura de Guerrero 2.

2. Lentamente alarga el torso hacia adelante y lleva la mano a la pierna de enfrente o al piso en la parte trasera del tobillo y estira ambas piernas.

3. Estira hacia arriba el brazo opuesto, alargando el torso y arqueando ligeramente la parte media de la espalda.

4. Lleva la mirada hacia la mano que está extendida al cielo y respira.

5 Para salir de la postura regresa el movimiento lentamente, de la misma forma como entraste.

La gata y la vaca

Este ejercicio es muy útil para calentar la columna vertebral y sólo requiere hacerse durante unas cuantas respiraciones.

Procedimiento:

1. Colócate sobre las manos y las rodillas (a gatas), con éstas últimas separadas a la medida de los hombros.

2. Inhala mientras flexionas la columna hacia abajo y alzas la cabeza (postura vaca).

3. Exhala mientras arqueas la columna hacia arriba con la cabeza inclinada hacia abajo (postura gata). Mantén los brazos estirados.

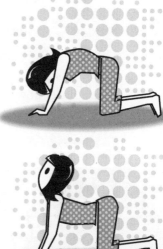

4. Continúa rítmicamente con una respira-

ción potente, incrementando la velocidad de forma gradual a medida que la columna se vuelve más flexible.

5. Para finalizar, inhala en la postura de la vaca, mantén la respiración y siente cómo fluye la energía por la columna. Exhala y relájate sobre los talones. Siéntate en quietud.

Postura del niño o balasana

El principal beneficio de esta postura es la relajación; se recomienda practicarla cuando hay cansancio durante la secuencia de yoga o cuando se necesita un respiro durante el 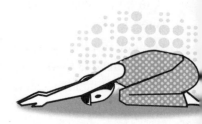 día. También se le llama la "postura de sabiduría", por la paz que se logra a través de ella.

Procedimiento:

1. Colócate en el suelo de rodillas y sepáralas un poco; siéntate, recargando los glúteos sobre los pies.
2. Lleva las manos y el cuerpo hacia adelante, alargando la espalda; relaja la frente en el piso.
3. Respira profundamente.

Flexión hacia adelante o paschimottanasana

Las flexiones hacia adelante ayudan a nivelar el sistema nervioso, vigorizan los órganos internos y reducen la grasa en el abdomen.

Procedimiento:

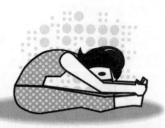

1. Siéntate sobre los isquiones (parte posterior inferior del coxal), con las piernas estiradas hacia al frente o ligeramente dobladas y con los pies en flex; inhala llevando los brazos al cielo.

2. Exhala desde el abdomen mientras te doblas hacia adelante, manteniendo la espalda recta.
3. Lleva el mentón hacia las espinillas, doblándote desde la espalda baja, en vez de hacerlo desde la mitad de la columna.
4. Continúa hacia adelante y coloca las manos hasta donde lleguen, siempre y cuando la espalda esté recta.
5. Respira profundamente inhalando y exhalando durante 30 segundos.

La cobra o bhujangasana

Esta postura ayuda a masajear el sistema digestivo, mejora la digestión y ayuda a eliminar cólicos menstruales.

Procedimiento:

1. Acuéstate boca abajo y apoya las manos en el piso, a la altura de los hombros.

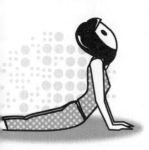

2. Dejando los pies y el pubis en el piso, inhala levantando la cabeza y el pecho, estirando los brazos y manteniendo los hombros bajos.
3. Inhala y exhala varias veces en la postura y baja, lentamente, primero doblando los brazos, luego bajando el pecho y finalmente la cabeza y la frente.

El puente o sethubandasana

Procedimiento:

1. Acuéstate en el piso boca arriba.
2. Dobla las rodillas y lleva tus talones a unos 10 centímetros de los glúteos, con los pies paralelos y las rodillas al ancho de las caderas.
3. Rota externamente los hombros y toma tus tobillos.
4. Levanta el pecho y la pelvis.

5. Mantén las espinillas verticales y los muslos paralelos y lleva los glúteos hacia las rodillas.
6. Levanta aún más el pecho manteniendo la barbilla y el cuello relajados.

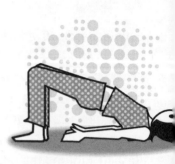

7. Conserva la postura durante 30 segundos respirando normalmente.
8. Para salir de la postura, baja la pelvis al piso.
9. Repite la postura tres veces.

EL PEZ O MATSYASANA

Ayuda a abrir el corazón y a desbloquear la energía emocional. Tonifica los nervios del cuello y la espalda e incrementa la capacidad pulmonar.

Procedimiento:

1. Acuéstate sobre la espalda con las piernas juntas y los pies en flex y coloca las manos debajo de las piernas con las palmas hacia el piso.
2. Mientras haces presión con los codos, inhala y arquea la espalda viendo hacia adelante y llevando la coronilla de la cabeza al piso, recargándola ligeramente. Inhala y exhala. Siente cómo el pecho se expande.
3. Para salir de la postura levanta la cabeza viendo hacia adelante y alargando el cuello; acuéstate y saca las manos a los lados de la espalda.

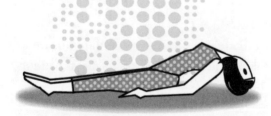

Postura del leñador

Esta postura estira y da flexibilidad a los glúteos y a la parte posterior de las piernas, además abre la cadera y la relaja. También estira la parte baja de la espalda. Es muy recomendable practicarla cuando se requiere pasar mucho tiempo sentado.

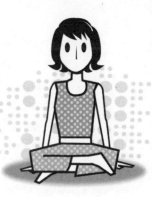

Procedimiento:

1. Siéntate en el piso con las piernas estiradas.
2. Dobla la rodilla derecha hacia afuera, toma el pie y llévalo hacia el cuerpo; recárgalo sobre el muslo contrario y trata de mantener la rodilla viendo hacia adelante y el pie en flex, dejando una pierna estirada.
3. Lleva las manos hacia adelante y estira la espalda llevando el cuerpo hacia el frente, dejando los glúteos y la cadera bien plantados en el piso.
4. Repite el procedimiento con la otra pierna.

Opción: si tu flexibilidad te lo permite y no tienes problemas en las rodillas, intenta con las dos piernas dobladas hacia afuera llevar el pie izquierdo arriba de la rodilla derecha, y el pie derecho abajo de la rodilla izquierda; cuida que ambos pies estén en flex y lleva igualmente el pecho hacia el piso.

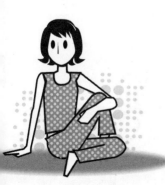

Semitorsión de la columna o Ardha Matsyendrasana

Las torsiones son posturas que dan más flexibilidad a la columna y estimulan los órganos internos, eliminando las toxinas que sólo pueden ser desechadas a través del hígado, como las producidas por el consumo de drogas y alcohol. La bilis es el desintoxicante más importante de la sangre.

Procedimiento:

1. Arrodíllate con las piernas juntas, sentado sobre los talones, y deja caer la cadera hacia el lado derecho, a un costado de los pies.
2. Pasa la pierna izquierda por encima de la derecha y apoya el pie en la parte exterior de la rodilla derecha.
3. Lleva el talón cerca de los glúteos y mantén la columna recta.
4. Estira los brazos hacia los costados a la altura de los hombros y gira hacia la izquierda bajando el brazo derecho fuera de la rodilla izquierda y apoya la mano izquierda en el suelo.
5. Inhala, y en cada exhalación empuja un poco más el cuerpo hacia el lado derecho desde la espalda baja.
6. Repite el mismo procedimiento del lado izquierdo.
7. Para salir de la postura hazlo en la exhalación y lentamente.

El barco o navasana

Fortalece cadera, piernas y abdomen. Masajea los órganos internos y genera calor en el cuerpo.

1. Siéntate sobre los isquiones, con la espalda recta; dobla las rodillas y siente el balance.
2. Extiende las piernas hacia el frente; se pueden dejar doblas o estiradas, dejando todo el apoyo sobre los isquiones.
3. Alarga los brazos hacia el frente expandiendo el pecho.
4. Relaja los hombros y el cuello.
5. Inhala y exhala cinco veces, y descansa.
6. Repite el procedimiento tres veces.

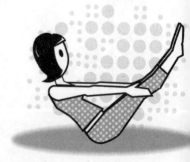

Postura del cadáver o savasana

Esta postura ayuda a relajar, a bajar el ritmo cardiaco y a nivela la energía después de las demás posturas; también permite que todo el organismo descanse y el ácido láctico se nivele, previniendo así dolores musculares que pueden ocasionarse por los estiramientos.

Procedimiento:

1. Acuéstate sobre la espalda con una separación de unos 45 centímetros entre ambos pies, y las manos con las palmas hacia arriba a unos 25 cm de la cintura.
2. Deja que los muslos, las rodillas y los pies caigan hacia afuera y respira profundamente, de una manera relajada.

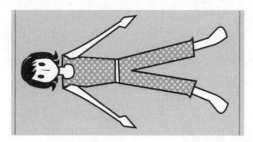

Secuencia relax yoga

Todos necesitamos relajarnos cuando vivimos momentos de estrés en los que sentimos que el cuerpo está tenso o cuando la mente no deja de dar vueltas y se requiere transformar los pensamientos. Esta rutina de cinco minutos, que se puede practicar en cualquier lugar, dará un giro a tu energía.

Al terminar la sesión te sentirás más relajado física, emocional y mentalmente. Tendrás la misma sensación de descanso que cuando te acaban de dar un masaje.

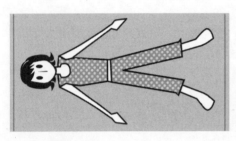

1. Savasana

2. Torsión de lado

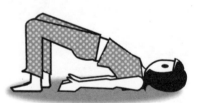

3. Rodillas al pecho

4. Ligero arco con los pies paralelos

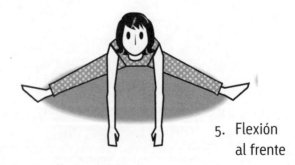

5. Flexión al frente

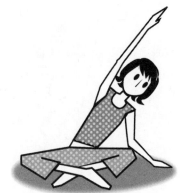

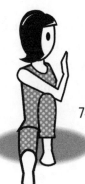

7. Torsiones

6. Sentado alargando torso de un lado y otro

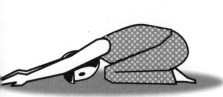

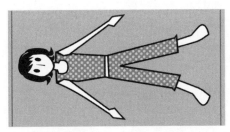

8. Postura del niño

9. Savasana

Secuencia para viajes

Cuando se realiza un viaje en avión, sobre todo si es largo, nuestro cuerpo sufre muchas alteraciones: la gravedad cambia, la altura afecta nuestro sistema linfático y en ocasiones retenemos líquido (ocasiona que el cuerpo se hinche), además de que la postura no es la correcta, ya que los asientos de los aviones no están diseñados para el bienestar de la espalda. Estos ejercicios te ayudarán a relajarte, a estirar los músculos y a regular la circulación en el cuerpo.

Practica la siguiente secuencia un par de veces durante el vuelo.

1. Lleva las manos hacia el cuello, alargando los costados del cuerpo. Relaja los hombros y mira hacia el cielo. Inhala y exhala durante cinco respiraciones largas y profundas.

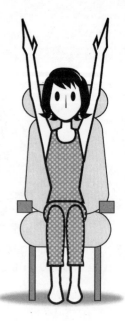

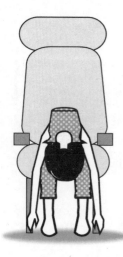

2. Con los pies paralelos y bien plantados en el piso, lleva el cuerpo hacia adelante y suelta las manos y la cabeza hacia el piso durante cinco respiraciones.

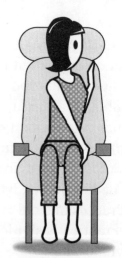

3. Sentado con la cadera bien plantada en el asiento, mueve el torso hacia el lado derecho alargando los costados del cuerpo y llevando las dos manos al descansabrazos izquierdo. Repítelo del otro lado.

4. Lleva las manos a la espalda baja y abre el pecho llevando la cabeza hacia atrás y la mirada al frente, arqueando ligeramente la espalda.

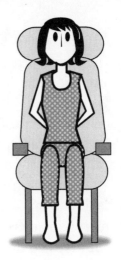

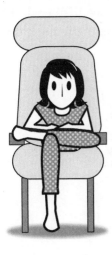

5. Coloca el pie izquierdo en el muslo derecho con el pie en flex y lleva el pecho hacia el frente. Repítelo con la pierna opuesta.

6. Siéntate sobre los isquiones con las manos en las piernas y la espalda recta; inhala y exhala cinco veces profundamente.

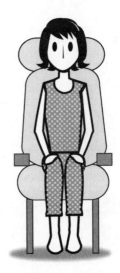

SECUENCIA YOGA BREAK

Se puede practicar en la oficina. Busca un espacio donde puedas hacerlo cómodamente. Se recomienda quitarse los zapatos.

Respira profundamente tres veces y realiza las siguientes posturas durante cinco minutos. Te permitirán sentirte relajado y renovado.

Precaución: si estás embarazada o tienes problemas o lesiones en la columna vertebral, antes de practicar estos ejercicios es recomendable que consultes a un médico o a un maestro de yoga.

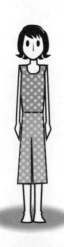

1. Tadasana

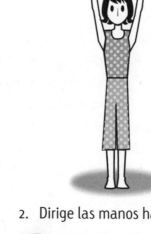

2. Dirige las manos hacia el cielo.

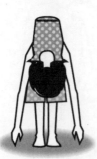

3. Lleva las manos al piso.

4. Sube lentamente, vértebra por vértebra.

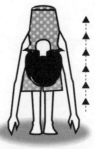

5. Siéntate.

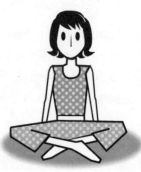

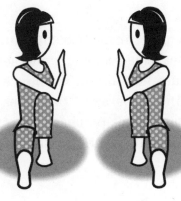

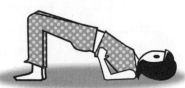

7. Arco, colocando las manos en la baja espalda.

6. Torsión a la derecha e izquierda.

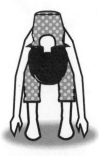

9. Cuelga las manos hacia el piso con el pecho en las piernas.

8. Sube el pie derecho y lleva el cuerpo hacia adelante; repítelo con el lado izquierdo.

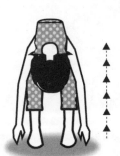

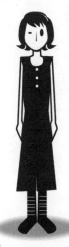

10. Sube poco a poco.

11. Listo para trabajar

Secuencia energetizante

Muchas veces amanecemos muy cansados o con la energía muy baja. Para esas ocasiones, esta secuencia energetizante es muy recomendable, pues te ayudará a balancear los centros de energía, estimulándote para que tu día sea enérgico y logres hacer todo lo que tienes planeado. Practícalo durante 15 minutos por la mañana antes de comenzar tu día, y verás los resultados.

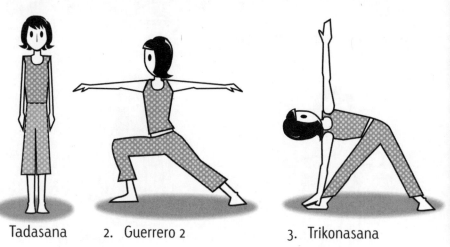

1. Tadasana   2. Guerrero 2   3. Trikonasana

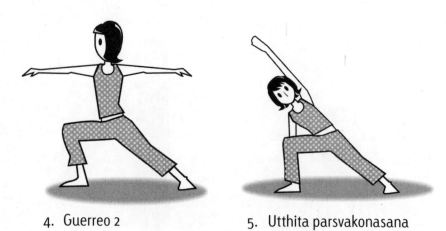

4. Guerreo 2   5. Utthita parsvakonasana

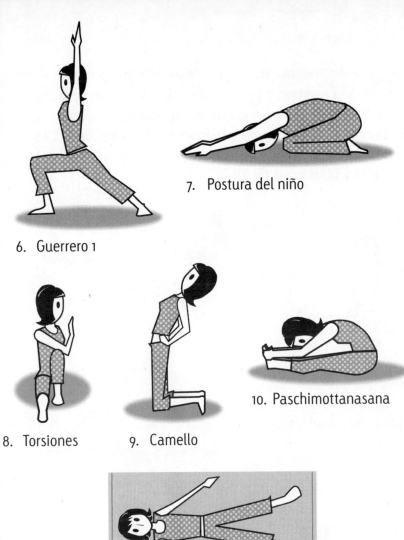

7.   Postura del niño

6.   Guerrero 1

10.   Paschimottanasana

8.   Torsiones   9.   Camello

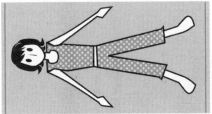

11.   Savasana

YOGA PARA DESINTOXICACIÓN

Ya hemos hablado de la importancia de limpiar y desintoxicar el cuerpo. Con el apoyo de las posturas de yoga que ya hemos revisado, lograrás que el efecto de la desintoxicación sea mayor.

La siguiente es una rutina de 10 minutos que sugiero practicar dos veces al día durante el periodo en que se realice la desintoxicación. Es un momento que permite conectarse con el cuerpo y poner intención en cada postura.

Te invito a explorar y a detectar con tu intuición cuáles posturas necesitas para tu proceso de limpieza. Las torsiones son muy adecuadas, ya que estimulan los órganos internos y eliminan toxinas.

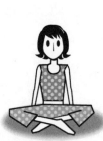

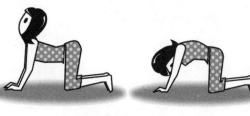

2. Gata y vaca.

1. Sentado, realizar ejercicios de respiración anuloma viloma y kapalabhati (se explican más adelante).

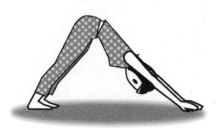

3. Perro boca abajo.

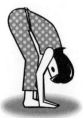

4. Uttanasana y luego sube poco a poco la columna

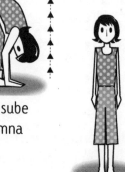

5. Tadasana

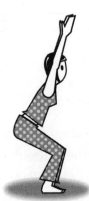

6. Utkatasana

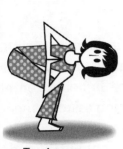

7. Torsiones
   en utkatasana

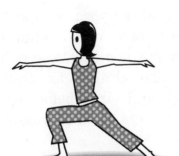

8. Guerrero 2

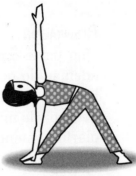

9. Trikonasana

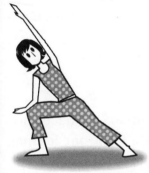

10. Ángulo extendido

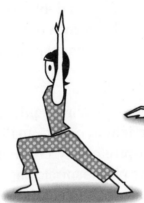

11. Guerrero 1

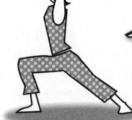

12. Postura del niño

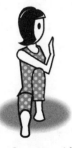

13. Semitorsión

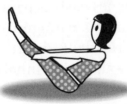

14. Navasana

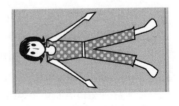

14. Savasana

Respiración

Una parte esencial del yoga es el arte de la respiración, además de que a través de ella eliminamos el exceso de bióxido de carbono, con lo que se reduce la acidez en el cuerpo y lo mantiene alcalino. La respiración ayuda a tener claridad mental, aquietar la mente y revitalizar el cuerpo.

Es muy importante respirar profundamente utilizando el diafragma.

Para practicar cualquier técnica de respiración debes adoptar una postura cómoda con la espalda erguida, ya sea sentado en una silla o en el piso, o bien en posición de loto (sentado con las piernas dobladas, colocando los pies encima del muslo de la pierna contraria).

Hay dos ejercicios de respiración esenciales.

Kapalabhati

En sánscrito, esta palabra significa "limpiar" o "hacer brillar". Este ejercicio ayuda a purificar y a eliminar toxinas del aparato respiratorio y circulatorio, purifica el cuerpo energético y las vías respiratorias, limpiándolas de mucosidades e impurezas, aumenta la calidad de oxígeno y eleva la temperatura del cuerpo.

Consiste en una serie de bruscas exhalaciones activas por medio de la contracción de los músculos abdominales; se intercalan inhalaciones pasivas para relajar el abdomen, y se inhala naturalmente y sin ningún esfuerzo. El ejercicio se repite 30 veces en series de 10; debe de ser dinámico y con un promedio de una exhalación-inhalación por segundo.

Procedimiento:

1. Inhala profundamente.
2. Exhala completamente.
3. Inhala profundamente y en la exhalación comienza a hacer el ejercicio unas 30 veces.
4. Exhala todo el aire y comienza de nuevo.

ANULOMA VILOMA

Esta respiración equilibra el funcionamiento de los hemisferios derecho e izquierdo del cerebro y armoniza la energía de ambas fosas nasales; logra balancear los canales o nadis energéticos (tubos astrales por donde circula la energía); ayuda a generar un estado de quietud y paz, y moviliza el prana o energía del cuerpo.

Se realiza sentado en el suelo o en una silla. Con esta técnica se emplean algunos mudras (posiciones de las manos).

Son los siguientes:

CHIN MUDRA EN LA MANO IZQUIERDA: la mano izquierda queda apoyada sobre la rodilla del mismo modo con la palma hacia arriba, los dedos índice y pulgar se tocan, mientras que el resto permanecen extendidos

VISHNU MUDRA EN LA MANO DERECHA: el dedo índice y el del corazón se doblan en el interior de la palma. El dedo pulgar se utiliza para tapar la fosa nasal derecha (directamente debajo del cartílago) mientras que con el meñique y el anular de la misma mano se tapa la fosa nasal izquierda. El brazo izquierdo se recarga relajado en la rodilla izquierda.

Procedimiento:

1. Se comienza inhalando por ambas fosas nasales.
2. A continuación se cierra la fosa derecha con el dedo pulgar y se expira todo el aire por la fosa izquierda.
3. Se inspira por la fosa nasal izquierda durante tres segundos, se abre la fosa nasal derecha, se tapa la izquierda con el dedo anular, y se expira por la derecha durante seis segundos.

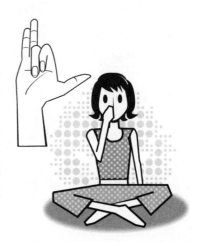

4. Se inspira por la fosa nasal derecha durante tres segundos, se abre la fosa nasal izquierda, se tapa la derecha con el pulgar y se expira por la izquierda durante seis segundos.
5. El ejercicio se repite tres veces; pero recuerda que la exhalación dura el doble de tiempo que la inhalación.

Después de unos meses de práctica, y ya que domines esta técnica, puedes hacer lo siguiente.

1. Inspira por la fosa nasal izquierda durante tres segundos, luego tapa ambas fosas (la izquierda con el anular y la derecha con el pulgar, manteniendo doblados el índice y el corazón) y retén el aliento contando hasta doce.
2. Expira por la fosa nasal derecha durante seis segundos.
3. Vuelve a tapar la fosa nasal izquierda e inspira contando hasta tres por la derecha; tapa ambas fosas nasales y reten el aire hasta doce tiempos.
4. Destapa la fosa nasal izquierda y expira en seis tiempos.

Esto es una vuelta completa de Anuloma viloma. El tiempo de la retención siempre es cuatro veces mayor que el de la inspiración o dos veces mayor que el de la expiración. Repítelo hasta seis veces.

Respiración para relajación

Este ejercicio fue creado por el doctor Andrew Weil y funciona para relajar el sistema nervioso y obtener claridad mental. Es muy recomendable practicando por la mañana y por la tarde.

Procedimiento:

1. Siéntate cómodamente en una silla, con las manos y los pies relajados y sin cruzarlos.
2. Cierra los ojos y exhala todo el aire; respira hondamente por la nariz contando hasta cuatro.

3. Retén la respiración contando hasta siete y exhala por la boca contando hasta ocho, haciendo un sonido como de las olas del mar.
4. Repite el ejercicio cuatro veces.

MEDITACIÓN

La meditación es un momento de quietud. Con tan sólo practicarla 20 minutos al día te ayudará a encontrar paz, a conectarte con el verdadero ser y a relajar tu mente.

Existen diferentes técnicas y muchas opciones. En este libro sólo hablaremos de la meditación a través de la respiración, que es la más sencilla y una buena forma de empezar con esta disciplina.

Si no tienes 20 minutos al día, simplemente medita durante tres minutos, sobre todo cuando te encuentres en momentos de estrés, enojo, miedo, o cuando tengas que concentrarte y tomar decisiones importantes.

Procedimiento:
1. Siéntate cómodamente en una silla con los pies bien plantados en el piso y relaja las manos en los muslos.
2. Inhala sin forzar la respiración en cuatro tiempos o más y exhala igualmente en cuatro tiempos; concentra la atención en tu respiración y en el sonido que produce.

Si te sientes cómodo, puedes sentarte en el piso con las piernas cruzadas; sólo ten presente que la espalda debe estar bien erguida. Puedes utilizar un cojín o una colcha y colocarla abajo de los isquiones para estar más cómodo.

No trates de controlar la mente. Fija la atención en la respiración; si advienen pensamientos a tu mente, déjalos pasar así como las nubes pasan en el cielo.

La meditación es una herramienta para enfocar la mente, lo que no significa que ésta tenga que quedar en blanco. Simplemente siente quietud y relajación y no tengas expectativas; tómalo como un momento para estar tranquilo contigo mismo. Eso te ayudará a estar más sano, a aprender a observar los pensamientos y a conectarte con tu intuición.

Una buena manera para comenzar a meditar es caminar al aire libre, sentarte en el mar y poner atención al sonido del mar, hacer yoga, estar presente y dejar que los pensamientos pasen sin concentrarte en ellos y sin juzgarlos.

Algunos beneficios de la meditación:

- Reduce el ácido láctico.
- Aumenta la melatonina y la serotonina.
- Baja la presión sanguínea.
- Relaja el cuerpo.
- Ayuda a eliminar el insomnio.
- El 34 por ciento de los dolores crónicos disminuyen.
- Disminuye el dolor causado por migraña.
- Reduce la ansiedad y la depresión.
- Proporciona más energía.
- Baja el estrés.

EJERCICIO DE TRANSMUTACIÓN

Este ejercicio me lo recomendó una de mis maestras de vida y amiga querida, Chris Griscom. Normalmente lo practico después de las sesiones en las que trabajamos para limpiar el ADN y el cuerpo energético a través de terapia de visualización de colores.

Cada vez que lo practico me acuerdo que de niña jugaba a dar vueltas. Es muy sencillo y te vas a divertir. Ejercítalo después de un largo día de trabajo, para energetizarte antes de una reunión de trabajo o simplemente para llenarte de energía.

Procedimiento:

De pie, comienza a girar hacia la derecha viendo el dedo pulgar derecho mientras giras 21 vueltas; si te mareas antes, incorpórate lentamente y respira de manera profunda.

Si giras a la derecha te cargarás de energía y aumentarás tu frecuencia energética, y si giras a la izquierda dejarás ir energías negativas. Practícalo hacia ambas direcciones.

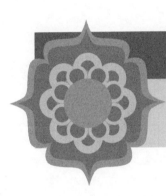

TERCERA PARTE

EL PLACER GOZOSO DE LA COMIDA

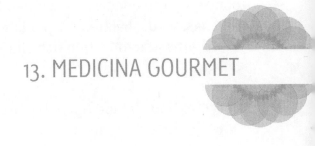

13. MEDICINA GOURMET

Deja que los alimentos sean tu medicina,
y que la medicina sea tu alimento.
Hipócrates

Generalmente, cuando padecemos alguna enfermedad o un malestar físico, acostumbramos dar tratamiento para el síntoma, pero no para la causa. Un principio holístico es tratar la raíz y el todo, y no sólo los síntomas, que son únicamente una manifestación del verdadero problema.

¿POR QUÉ ENFERMAMOS?

Enfermamos por diferentes razones:

1. Porque consumimos baja calidad de alimentos.
2. Por uso de drogas, que sobreactivan el sistema, y por ingestión de tóxicos que están en alimentos, agua, medicinas farmacéuticas, comida enlatada, etcétera.
3. Decisiones tomadas desde el miedo.
4. Uso de antibióticos.
5. Productos lácteos que no son naturales, como queso, leche *light* y yogurt *light*.

El sistema inmunológico se sustenta en un conjunto de estructuras y procesos biológicos que protegen al organismo contra enfermedades, identificando y matando células patógenas, virus, bacterias y parásitos.

Algunos factores que debilitan al sistema inmunológico son:

- Toxinas del medio ambiente.
- Toxinas en el agua.
- Alimentos de mala calidad.
- Disposición genética.
- Cambios de vida drásticos.
- Estrés crónico.
- Estrés emocional no procesado.

El sistema nervioso es el corazón del sistema inmunológico. La glándula del timo también juega un papel importante en la respuesta inmunitaria; se encuentra detrás del pecho y con la edad se va haciendo más pequeña.

Cuando se tiene un sistema inmunológico bajo, suelen presentarse los siguientes síntomas o malestares:

- Gripas frecuentes.
- Infecciones (garganta, sinusitis, vejiga y vaginales, principalmente).
- Problemas en la piel (es importante evitar el uso excesivo de cremas corporales y faciales, ya que tapan los poros y bloquean la adecuada eliminación de toxinas).
- Baja energía.

¿Qué es lo que afecta a nuestro sistema inmunológico?

- Falta de ejercicio: es importante mover el cuerpo al menos 10 minutos al día.

- Azúcar, que es el alimento de las bacterias y de los virus (procura usar endulzantes naturales, pero considéralos como si fueran azúcar, ya que su nivel calórico es igual de alto).
- Exceso de proteína animal.
- Cafeína.
- Comida frita o cocinada a muy alta temperatura.

Para fortalecer el sistema inmunológico se recomienda:

- Aumentar el consumo de vegetales y frutas.
- Consumir alimentos fermentados como sauerkraut, chucrut, kombucha y yogurt natural.
- Aumentar el consumo de granos.
- Consumir miso, ya que es alto en probióticos y tiene muchas enzimas.
- Evitar comer en exceso.
- Cenar tres horas antes de acostarse.
- Divertirse y sonreír mucho.

La inmunidad sobreactiva se presenta cuando el cuerpo no está amenazado ni por virus ni por bacterias, pero responde como si así lo fuera, y se sobreestimula. Esto provoca síntomas como:

- Alergias.
- Comezón en los ojos.
- Inflamación.
- Nariz con moco corredizo.

Para mejorar el sistema inmunológico es recomendable:

- Consumir vitamina C: es un antioxidante importante que aumenta la cuenta de células blancas y es antiinflamatorio.

- Consumir Omega-3: es un antiinflamatorio y antiestamínico.
- Dejar de consumir leche comercial.
- Agregar cúrcuma y jengibre en la preparación de alimentos.
- Recurrir a sistemas para eliminar el estrés, como meditación, ejercicio, yoga.

Los anticuerpos son las moléculas de la inmunidad, una de cuyas principales funciones fisiológicas es la defensa contra los microorganismos extracelulares y las toxinas producidas por los distintos agentes microbianos. Son la principal herramienta del sistema inmunológico para defenderse y neutralizar la acción de cualquier elemento extraño que ingresa al cuerpo, como bacterias, parásitos o virus.

También el sistema linfático juega un papel muy importante para proteger al organismo de las enfermedades, por todas las funciones que realiza a favor de la limpieza y la defensa del cuerpo. Se considera parte del sistema circulatorio porque está formado por conductos parecidos a los vasos capilares, los cuales transportan un líquido llamado linfa, que proviene de la sangre y regresa a ella.

Es importante recalcar que cada remedio para la salud, ya sea que se ingiera en forma de alimento, de remedio natural o de medicamento, puede actuar de manera favorable, eliminando el mal, o desfavorable, causando un desorden.

Cada sustancia que cura un síntoma también puede causar el mismo síntoma con una dosis diferente; por ejemplo, los tranquilizantes causan ansiedad y los medicamentos antiarritmias pueden provocar arritmias.

Un remedio que se utiliza para curar determinado síntoma debe dejar de usarse una vez que el síntoma desaparece.

Síntomas causados por exceso del remedio o medicina no pueden ser sanados con ese mismo remedio, así haya sido el que originalmente funcionó. Se debe descontinuar el remedio inmediatamente.

HERBOLARIA ❀

Una de las formas de sanar es volver a nuestras raíces como lo hacían nuestros ancestros o los médicos chinos: a través de las hierbas. Este tipo de medicina funciona desde hace miles de años para sanar males tan simples como gripas, hasta enfermedades más severas, como la diabetes o la tuberculosis. Las hierbas, al contrario de lo que hacen algunos medicamentos que sólo alivian los síntomas, van hacia la raíz del problema. Se pueden tomar o preparar de diferente manera, ya sea como aceite, compresa, vaporizaciones o tés.

Revisemos cuáles son algunas de las hierbas más comunes y sus principales propiedades medicinales:

- Regaliz: laxante, tónico adrenal; sube la presión arterial, ataca a las úlceras gástricas y estimula los riñones.
- Equinacea: antiséptico; estimula el sistema inmunológico; recomendable para prevenir gripas; en gárgaras es útil para contrarrestar infecciones de encías y úlceras de boca.
- Yerbabuena: digestiva, estimulante, baja la temperatura del cuerpo.
- Romero: incrementa la buena circulación; es un buen antidepresivo; ayuda a la digestión y a eliminar piedras en la vesícula.
- Salvia: astringente, antiséptico; ayuda a combatir la

depresión y la fatiga, elimina la ansiedad y el exceso de moco en el estómago, y reduce el sudor excesivo.

- Diente de león: diurético, es bueno para evitar la retención de líquidos y cura la cistitis.
- Tomillo: antiséptico, antibacterial, elimina la tos, cura la indigestión.
- Valeriana: sedante; restaura los nervios, y calma el corazón. Elimina ansiedad, confusión y palpitaciones. Ayuda a dormir bien.

❀ EL PODER CURATIVO DE LOS ALIMENTOS

- **Agar:** es una sustancia gelatinosa derivada de las algas marinas. Es el equivalente de la gelatina, pero de origen vegetal. Ayuda a la digestión, tiene calcio, yodo y vitaminas A, B, C, D y K. Mezclado con jugos calientes de manzana o pera evita problemas respiratorios. No contiene calorías.
- **Ajo:** estimula el metabolismo; es anticancerígeno, antibiótico y antimicótico; estabiliza el azúcar en la sangre; reduce la fiebre, aumenta la flora intestinal y elimina toxinas del cuerpo. El ajo crudo es bueno para desinflamar y eliminar virus.
- **Amaranto:** es muy recomendado para prevenir la malnutrición, pues contiene más proteína y calcio que la leche. Es bueno para los pulmones congestionados; controla la diarrea y la menstruación excesiva.
- **Anís:** es ideal para la indigestión; ayuda a expeler la flema de los pulmones.
- **Apio:** es muy recomendado para reducir el estrés y relajar el cuerpo.
- **Árnica:** es esencial para tratar moretones, inflamación muscular y dolores musculares.

- **Arroz:** es alto en vitaminas B y E, contiene hierro, aminoácidos y ácido linolénico. Reduce la depresión y promueve la buena digestión.

- **Avena:** por su alto nivel en grasa, sube la temperatura del cuerpo y es excelente para climas fríos. Estabiliza los niveles de insulina, ayuda a la tiroides, reduce el antojo por fumar tabaco, baja el colesterol. Tiene sodio y grasa más que cualquier otro grano. Un baño en agua caliente con avena ayuda a tranquilizar irritaciones de la piel.

- **Cardamomo:** ayuda a subir la temperatura del cuerpo y a la digestión; relaja los espasmos, reduce la tos y las hemorroides.

- **Chiles:** ayudan a la circulación, desintoxican el cuerpo, protegen contra algunos productos cancerígenos y coadyuvan a prevenir várices, asma y gripas.

- **Cilantro:** regula la energía, es diurético; sirve para tratar infecciones de las vías urinarias, ayuda a la digestión, quita la náusea, mejora la sinusitis y reduce la tos y los dolores de cabeza.

- **Comino:** ayuda a enfriar el cuerpo, beneficia al sistema digestivo, aumenta la vitalidad del hígado, reduce malestares abdominales, cólicos, migrañas y dolores de cabeza.

- **Cúrcuma (turmerico):** tiene betacaroteno en niveles muy altos. Tonifica el hígado y el estómago, fortalece el sistema inmunológico, ayuda a la digestión, disuelve quistes y piedras. Es antibacterial y se usa para regular el azúcar en diabéticos. Previene el cáncer de colon, ayuda a la asimilación de leche, sobre todo en niños.

- **Epazote:** sirve para aumentar la sudoración y para relajar espasmos musculares. Es antibacterial. Su consumo debe ser moderado.

- **Equinacea:** ayuda a restablecer el sistema inmunológico. Unas gotas de extracto de esta planta en agua para hacer buches ayuda a aliviar el dolor de encías; directamente en la piel ayuda a curar el herpes.
- **Huitlacoche:** es un tónico para el hígado, el estómago y los intestinos. Tonifica y regula el útero y los ovarios. Se usa para aliviar síntomas del postparto.
- **Jengibre:** es bueno para las gripas y las fiebres; mejora la circulación y el sistema nervioso. Alivia dolores de cabeza, de estómago y de indigestión; es bueno para el mareo y para las náuseas durante el embarazo. Es antiinflamatorio y antioxidante, y baja la presión arterial alta. Aplicado en compresas directamente en la piel, sirve para aliviar el cólico. El té de jengibre ayuda a eliminar las náuseas y a aliviar la gripa.
- **Jícama:** es baja en sodio y alta en potasio. Es muy recomendable para bajar de peso.
- **Kudzu:** es una planta japonesa con textura de gis. Mezclada con jugo de manzana es ideal para combatir los dolores de estómago. También combate el insomnio.
- **Lavanda:** tomada ayuda a combatir la influenza. Diluida en agua y aplicada tópicamente sirve para combatir el pie de atleta. Un poco de aceite de lavanda en las sienes ayuda a eliminar dolores de cabeza y a relajar el cuerpo. Según la aromaterapia, ayuda a disminuir la depresión.
- **Lenteja:** es moderadamente diurética. Aumenta la función de los riñones. Reduce el colesterol.
- **Limón:** es bueno para reducir la fiebre. Ayuda a la digestión. Es diurético, antimicrobiano, previene las gripas y elimina el moco. Alivia flatulencia y ayuda a bajar de peso.
- **Linaza:** contiene 40 por ciento de ácido linolénico. Previene el cáncer, fortalece el sistema inmunológico,

desbloquea el corazón y las arterias, y normaliza el sistema hormonal de las mujeres. Es antibacterial y antiviral.

- **Maíz:** incrementa la energía, reduce los altos niveles de azúcar en la sangre, evita la formación de piedras en el sistema urinario y previene enfermedades del corazón.

- **Maíz azul:** tiene más proteína y manganeso que el maíz amarillo. Fortalece los riñones y el corazón, también ayuda a que el hígado funcione mejor.

- **Mango:** contiene vitaminas A y C; reduce la temperatura del cuerpo.

- **Manzanilla:** reduce la ansiedad y el insomnio, relaja los músculos y elimina cólicos premenstruales. Reduce síntomas de alergia, fiebre y asma. El aceite de manzanilla ayuda a desinflamar piquetes de insectos.

- **Mate:** reduce la fatiga y el hambre, sirve para curar dolores de cabeza y de artritis y ayuda contra la depresión.

- **Menta:** se usa para remediar problemas digestivos. Relaja el abdomen, reduce cólicos y ayuda contra la acidez y las náuseas. Una compresa de menta ayuda a aliviar roces en la piel. Inhalar aceite de menta quita las náuseas.

- **Miso:** alto en proteína; contiene los ocho aminoácidos esenciales; es bajo en grasa y reduce los factores cancerígenos de la contaminación y tóxicos del cuerpo.

- **Mora azul:** es alta en vitaminas C y A, y manganeso; además contiene altos índices de antioxidantes; ayudan a mejorar la vista, es antibacterial.

- **Papaya:** contiene la enzima papaína, que ayuda a digerir; actúa contra el asma y remedia problemas en los bronquios. Sirve para sanar úlceras, es anticancerígeno. Tiene vitaminas A, C y E, calcio, fósforo, potasio y hierro. Aporta pocas calorías.

- **Pera:** ayuda a bajar la temperatura del cuerpo. Si se calienta con un poco de kuzu y sal de mar, ayuda a alcalinizar el cuerpo.
- **Perejil:** sube la temperatura del cuerpo, purifica la sangre, estimula la digestión, ayuda contra infecciones de oído. El perejil seco funciona como diurético y ayuda a remediar problemas en los riñones. Tiene vitaminas A y C, cobre y manganeso.
- **Piña:** baja la temperatura del cuerpo, ayuda a la digestión de proteínas y carbohidratos. Destruye parásitos, alivia la bronquitis y es buena para la garganta inflamada. Tiene vitaminas A y C, y manganeso.
- **Plátano:** es alto en vitaminas A y C, potasio y calorías. Calma los intestinos.
- **Quinoa:** es muy fácil de digerir, energetiza los riñones, tiene 16 por ciento más proteína que otros granos y es alta en calcio, hierro, fósforo y vitaminas B y E.
- **Romero:** ayuda a la circulación, reduce el colesterol, sube la temperatura del cuerpo, reduce dolores reumáticos, la tos y la carraspera. Estimula el sistema nervioso y apoya las funciones mentales.
- **Sal de mar:** tiene 10 por ciento de minerales que ayudan a reemplazar aquellos que eliminamos a través de los fluidos y la respiración. Con moderación, ayuda a los riñones.
- **Salsa de soya o shoyu:** originaria de la cocina asiática, es muy buena para la digestión y tiene un alto contenido de aminoácidos.
- **Stevia:** es 30 veces más dulce que el azúcar. Los guaraníes de Paraguay le llaman *caa-hee* (hoja de miel). Reduce los niveles de azúcar en la sangre, ayuda a bajar de peso, regula la presión sanguínea, y reduce

la fatiga mental y física. Es ideal para personas con cándida y diabetes.

- **Tamarindo:** es astringente, ayuda a la digestión, baja la fiebre; es antiséptico y laxante.
- **Valeriana:** ayuda a tranquilizar el sistema nervioso, relaja el cuerpo y alivia la depresión y el síndrome premenstrual.

CÓMO SANAR 🪷

Revisemos cómo podemos tratar algunas de las enfermedades o malestares más comunes a través del poder curativo de los alimentos.

DOLOR DE CABEZA

Existen seis tipos diferentes de dolor de cabeza:

- **Expansivo:** ocasionado cuando se consume exceso de alimentos o de alcohol y el cuerpo está más ácido. Es necesario alcalinizarlo con alimentos como el umeboshi (chamoy japonés) o el chamoy mexicano, un poco de shoyu o tamari con kudzu. Tomar ambos con moderación.
- **Contractivo o de tensión:** causado por demasiada actividad o estrés, así como por exceso de proteína animal o alimentos cocinados en exceso. Se recomienda consumir más alimentos crudos, como frutas y verduras.
- **Migraña:** dolor extremo. causado por consumir exceso de chocolate, vino rojo, alcohol, drogas, grasa y carnes frías.
- **Estructural:** causado por vértebras fuera de lugar, por problemas del cuello y por accidentes.

- **Alérgico:** causado por el consumo de un alérgeno, como soya, trigo, maíz o gluten.
- **Causado por la cafeína:** cuando uno está en proceso de eliminar el consumo de café pueden presentarse ligeros dolores de cabeza.

ALERGIAS

Los síntomas ocurren después de consumir el alimento que genera la alergia. Curiosamente, mucha gente es adicta a la comida a la que es alérgica. La mayor cantidad de alergias se derivan del consumo de trigo, gluten, lácteos, café, maíz, nueces, chocolate y moluscos.

GRIPAS

- **Expansiva:** moco y nariz acuosa. Tomar daikon, miso y vegetales.
- **Contractivo:** flu, moco acumulado. Comer fruta cocida y sopas ligeras.

FIEBRE

Cuando nos da fiebre es porque el cuerpo crea una atmósfera inhospitalaria para eliminar virus y bacterias. Cuando el organismo detecta que está infectado, sube la temperatura para protegerse.

Cuando la fiebre se combate con medicamento, se elimina el síntoma, pero no la infección o la raíz del problema.
Cómo eliminar la fiebre:

- Provocar el sudor cubriéndose muy bien en la cama.
- Masajear los pies hasta las rodillas con una toalla tibia.
- Consumir peras, pues son muy refrescantes. Caliéntalas y mézclalas con kuzu.

- Consumir hongos shitake secos, que ayudan a aumentar la sudoración. Puedes preparar té de shitake (10 minutos a fuego lento con tres gotas de soya sin trigo ni tamari).
- Consumir daikon fresco. Se puede rallar con media pizca de sal, tamari o soya. Ayuda a sudar y a enfriar el hígado.

PROBLEMAS DIGESTIVOS

A continuación veremos una lista de alimentos que consumidos en exceso causan problemas digestivos, y la forma en que se puede balancear el organismo.

CONSUMO EN EXCESO	ALIMENTOS QUE LO CONTRARRESTAN
Aceites y comida frita	Té con limón, té de limón, té de yerbabuena o rábanos
Comida que genera acidez	Sopa de pollo, miso, jugo de vegetales
Alcohol	Umeboshi y gomasio (sal de ajonjolí)
Azúcar	Sopa miso, kuzu con tamari, umeboshi
Fruta	Ensalada, comida cruda, arroz, avena con shoyu o umeboshi, frijoles, millet, granos
Exceso de carnes, huevo y queso	Fruta o sopa de vegetales
Exceso de comida	Un día de ayuno, ya sea con sopa de vegetales o jugos verdes

HEMORROIDES

Las hemorroides se originan cuando el hígado está congestionado por el exceso de consumo de azúcar, harina refinada, chocolate, café o comida rápida.

Remedio: té de diente de león, brócoli, col y col de bruselas. Incluir aceite Omega-3 en la dieta.

Estreñimiento

El colon funciona con movimientos contractivos y expansivos. Cuando uno de estos dos funciona más que el otro, el organismo se desbalancea y genera estreñimiento.

- **Contractivo:** se presenta por comer exceso de proteína, grasas, sal, harinas blancas y demasiadas especias. Responde bien al consumo de ensaladas, jugo de ciruela pasa, fruta fresca, café (en algunos casos) y arroz integral.
- **Expansivo:** es consecuencia de consumir mucha verdura, fruta y comida cruda.
  Responde bien a enemas, laxantes o colónicos.

Cuando hay estreñimiento, se recomienda reducir el consumo de productos lácteos, carnes, grasas saturadas, azúcar y especias, así como aumentar el consumo de granos y verduras.

Remedios: hacer ejercicio, ingerir comida cruda, probióticos, linaza, aloe vera, espirulina o alga azul marina y hierbas, como la cáscara sagrada.

Gas estomacal

El té de yerbabuena o menta reduce el gas estomacal. También se recomienda consumir enzimas, ingerir líquidos 20 minutos antes de la comida y tomar aloe vera y clorofila.

Diarrea

Para contrarrestar la diarrea se recomienda comer arroz blanco, manzanas cocidas ralladas y sopa de zanahoria.

Síndrome premenstrual

Para prevenir hinchazón, aumenta el consumo de vitaminas del grupo B, jalea real, uvas, y manzanas. Una semana antes de la menstruación, ingiere avena y haz ejercicio.

- **Té de jengibre:** reduce la inflamación intestinal y el crecimiento de hongos.
- **Jugo de aloe vera:** tiene muchas enzimas, antioxidantes y fitoquímicos que protegen el sistema inmunológico.
- **Aceite de orégano:** es antiviral y antibacterial. Se pueden tomar dos o tres gotas en agua o sublingualmente.
- **Algas marinas:** contienen mucho selenio y yodo, que activan el sistema antibacterial.
- ***Tea tree oil*** (esencia del árbol del té): es un antiséptico natural, se usa tópicamente o se pueden ingerir 15 gotas diluidas en agua.
- ***Pau d' arco:*** es antimicótico. Muy recomendado para el pie de atleta.

Colesterol

Para reducir el colesterol se recomienda evitar el consumo de ácidos grasos trans, azúcar refinada y fructosa.

Tomar aceite de hígado de pescado, aceite de onagra (*primrose*), aceite de *black currant*, comida alta en cobre y aceite de coco, así como reducir el consumo de lácteos y la proteína en polvo, ya que causan irritación en las arterias.

Cáncer

Uno de cada tres casos de cáncer puede prevenirse por medio de una alimentación adecuada y de un estilo de vida sano.

Recomendaciones para prevenir el cáncer:

- No fumar.
- Mantener un peso corporal adecuado.
- Realizar ejercicio y actividad física regular.

- Usar protección contra el sol.
- De preferencia llevar una alimentación vegetariana o vegana.
- Comer muchas verduras verdes.
- Evitar el consumo de azúcar.

Existen tres sistemas de prevención del cáncer, que en muchos casos han llegado a sanar completamente a las personas:

- La terapia Gerson.
- El sistema macrobiótico.
- La vida crudivegana.

Terapia Gerson: el doctor Gerson, originario de Alemania, a través de cientos de casos de pacientes con cáncer, llegó a la conclusión de que mediante una dieta basada en verduras verdes, fruta fresca, ensaladas, sopas y jugos, además de la aplicación de enemas de café, es posible curar el cáncer. El doctor Gerson sanó de tuberculosis en los años treinta a Albert Schweitzer, Premio Nobel de la Paz, y a su esposa. Actualmente, su hija Gertrude tiene un centro para la atención de esa enfermedad en Tijuana, Baja California, y sigue difundiendo esta información por el mundo (visita la página www.gerson.org).

Macrobiótica: esta filosofía sostiene el principio de que el cáncer se origina por un desequilibrio de las energías ying yang, y que lo que tenemos que hacer es mantener este balance. Como ya se ha mencionado, sus principios de alimentación se basan en la proscripción del consumo de sal y en ingerir granos, vegetales, leguminosas y algas, principalmente. No permite comer berenjenas, tomates (jitomate), hongos, pimientos, espinacas, hierbas y ni especias, ni tampoco productos enlatados o procesados (para más información visita la página www.kushiinstitute.org).

Crudivegano: se cambian los hábitos de alimentación y se elimina totalmente el consumo de productos animales, incluyendo huevo, lácteos y mantequilla. Se consume mucha comida fermentada, jugos verdes y comida cruda o cocinada a menos de 118 grados (para más información consulta la página de internet www.davidwolfe.com).

En el libro *The China Study* (El estudio de China) se afirma que diversas investigaciones comprueban que las dietas altas en grasa, proteína animal y lácteos provocan a diferentes tipos de cáncer, sobre todo el de mama (para más información visita la página de internet www.thechinastudy.com.)

Osteoporosis

Entre otros factores, la osteoporosis es causada por el consumo en exceso de cafeína, sodio, cortisona y por un estilo de vida sedentario. Sólo 13 por ciento de los casos de osteoporosis se debe a la falta de calcio en los huesos.

En un estudio reciente se demostró que las mujeres que bebían más de dos vasos de leche al día tenían el doble de riesgo de padecer osteoporosis, que las que bebían un vaso a la semana.

Para estar sanos, los huesos necesitan vitamina D, proteína, vitamina K y magnesio, además de actividad física.

El consumo de algunos productos afecta los huesos, como pastas, harinas blancas, arroz blanco, papas, café, dulces, leche y drogas.

¿De dónde obtenemos el calcio? Observa cómo funciona la naturaleza. Los caballos y las vacas obtienen el calcio que requieren ingiriendo únicamente plantas y pasto. El mismo caso aplica a los seres humanos, que a través de verduras verdes y algas marinas podemos obtener todo el calcio que necesita nuestro cuerpo. La dieta ideal para tener huesos sanos y para prevenir la osteoporosis está basada en el consumo de proteína animal o vegetal, grasas buenas, algas marinas, caldos de proteína y vegetales verdes.

Los lácteos tienen una propiedad característica, ya que cuando se consumen, contrariamente a lo que se ha creído, impiden que el cuerpo absorba el calcio en los huesos. El mismo efecto genera algunas verduras, como pimientos, champiñones, berenjenas y tomates; por eso se recomienda combinar su consumo; por ejemplo, una berenjena con queso gratinado o un jitomate con queso mozarela, ya que al conjuntar los dos tipos de productos se crea una reacción que logra que estos alimentos no interfieran con la absorción del calcio.

Una buena recomendación es ingerir mucha verdura verde, reducir el consumo de productos lácteos y de proteína animal, así como de espinaca, que es alta en ácido oxálico, el cual también interfiere con la absorción del calcio.

14. COCINA CON INTENCIÓN

Nuestro cuerpo se comunica clara y específicamente con nosotros
si estamos dispuestos a escucharlo.

SHAKTI GAWAIN

Los alimentos generan un efecto en el cuerpo. Cada ingrediente que consumimos afecta al organismo y a las emociones de una manera muy profunda, mucho más allá de lo que podemos imaginar.

En estos tiempos modernos hemos dejado de darle importancia al tipo de alimentos que consumimos y, por lo mismo, minimizamos sus efectos en el cuerpo, olvidando que la madre naturaleza, con su sabiduría infinita, puede sanar cualquier enfermedad y hasta salvar vidas.

Cuando cambiamos nuestra percepción de los alimentos y los vemos no únicamente como un combustible o una forma de placer, sino como una fuente de nutrientes, energía, vitalidad y salud, y nos conectamos con sus propiedades, también se transforma el efecto que generan en nuestro organismo.

En mi caso, cuando comencé a descubrir la función y el efecto que tienen los alimentos en el cuerpo, mi manera de ver la cocina y la comida cambió totalmente. Antes elegía los alimentos de acuerdo con los sabores que me gustaban y por su aporte calórico, y me obsesionaba contando raciones y gramos. Ahora sigo eligiendo los alimentos que me agradan, pero además pongo una intención en ello y busco que me nutran y me aporten salud. Esto ha hecho una gran diferencia en el efecto que tienen en mi organismo. Sin contar que dejé de sentirme esclava de la comida.

En el año 2001, durante mi viaje a India, disfruté tanto de la diversidad y de los sabores de la cocina hindú, que estudié cocina ayurvédica, y descubrí que a través de los sabores se equilibra el cuerpo y las emociones. Ese conocimiento fue fascinante para mí. A mi regreso a México comencé a experimentar con diferentes libros de cocina y esta actividad se convirtió en una de mis más grandes pasiones.

En el año 2008, cuando comencé a estudiar nutrición integral, una de las cuestiones que me inquietaba era saber cómo transmitirle a la gente la importancia de preparar los alimentos en casa y de hacerlo con una intención específica. Así comenzó mi aventura, primero en la escuela Natural Gourmet de Nueva York, donde estudié para convertirme en chef naturista especializada en comida vegetariana, vegana, libre de gluten, pastelería con endulzantes naturales y cocina para spa y desintoxicación, y he continuado capacitándome para transmitir este conocimiento a otras personas y enseñarles a cocinar con ingredientes sanos, y a hacerlo con el corazón y con una intención.

Descubrir cada día más y nuevas recetas, diferentes métodos de cocina, instrumentos, técnicas, utensilios y darle amor, bienestar y nutrición a los demás a través de los platillos, me llena de una gran satisfacción en todos los sentidos.

Todo lo que hacemos en la vida requiere energía e intención. De la misma manera como materializamos nuestros pensamientos, así la intención con la que preparamos los alimentos es la energía que se pone en la comida.

Diferentes métodos de cocina y temperaturas le dan a los alimentos distintas vibraciones.

Por ejemplo, si cocinas salteado y con poca sal, las cualidades de la comida son relajadas; este método es ideal para los niños muy activos; les ayuda a tener más fuerza de voluntad e incrementa su proceso de aprendizaje.

En cambio, si cocinas a fuego lento y por más tiempo, la comida quedará un poco más dulce, lo cual es recomendable para calmar a personas enojadas y a relajar a las impacientes.

Los alimentos con mucha sal, cocinados a altas temperaturas y con mucho aceite, hacen que su energía sea más concentrada; esto es sanador para personas débiles e inactivas y para quienes han perdido interés en la comida y en la vida.

Lo ideal es balancear estos métodos.

La actitud con la que uno cocina también es importante, pues genera una energía no palpable que se transmite a los alimentos. La manera en que se presenta la comida, su sabor y su balance, reflejan el ánimo e intención de quien la prepara. Observa cómo te sientes después de comer, no sólo física, sino también emocional y mentalmente.

Te invito a que comas con intención. Verás resultados inmediatos en tu cuerpo, en tu mente y en tu espíritu, ya que te vas a sentir mejor que nunca, saludable y energetizado, sin restricciones, sin necesidad de contar calorías y simplemente disfrutando y agradeciendo lo que cada alimento te aporta.

RECOMENDACIONES PARA COCINAR CON INTENCIÓN

1. Deja a un lado los pendientes y concéntrate en disfrutar un buen rato en la cocina.
2. Respeta lo que estás haciendo y sé feliz con los resultados de la comida.
3. Sé agradecido por la oportunidad que tienes de nutrirte a ti mismo y a los tuyos.
4. Mientras preparas los alimentos, cuida que tus pensamientos sean de amor, gratitud, bienestar y salud.
5. Mantén la cocina limpia y también a ti mismo. La cocina es un reflejo de nuestro estado mental, y no queremos caos.
6. Prefiere menús e ingredientes sencillos.
7. Elige los menús de la semana; así serás más eficiente, sabrás qué comprar y podrás preparar todo con tiempo.
8. Evita estar comiendo o probando cuando cocines; el estómago lleno interfiere con la creatividad. Sólo prueba para sazonar.
9. No pruebes con un utensilio que luego regreses a la comida; las enzimas de la saliva afectan la comida y su vibración.
10. Para aprender a cocinar comienza haciéndolo para gente que quieras o que te inspire.
11. Pon música que te relaje y te divierta mientras cocinas.

Con estas recomendaciones será toda una aventura estar en la cocina y verás el efecto que tienen los alimentos que preparas en tus amigos o en tus familiares. Te invito a que experimentes con diferentes alimentos y recetas, y a

que disfrutes la cocina como una forma de expresión y sanación, más que como una obligación. Invita a tus amigos,
a tu pareja y a tus hijos a que se diviertan y participen en
la creación de los platillos que elabores.

15. PRINCIPIOS PARA EL BALANCE Y LA FELICIDAD

> La vida sólo está disponible en el presente.
> Es por eso que debemos caminar de forma tal
> que cada paso nos acerque al aquí y al ahora.
>
> THICH UHAT HANH

🪷 EL AQUÍ Y EL AHORA

El tiempo presente es lo único que tenemos. El pasado ya se fue, ya no existe nada de él, más que la memoria y la experiencia que deja. El futuro existe en un mundo paralelo, el cual sirve para olvidar tristezas, abre las puertas de lo infinito y de un mundo sin límites en el que podemos hacer lo que queramos.

Hoy es lo que tenemos y lo que nos hace estar presentes en cuerpo, mente y espíritu; esa presencia es la que nos lleva al balance, a la paz y a la felicidad.

Mi lema es: vive hoy como si fuera el mejor de día de tu vida, no dejes nada para mañana y sé la mejor versión de ti mismo en cada momento.

Hoy es tu oportunidad de ser una mejor persona, de ser más saludable, de vivir la vida, de pensar menos y sentir más, de equivocarte y de aprender.

La vida es gozosa, la vida está llena de magia, de amor; la vida es divertida, está llena de color, de sabores, de olores, de sentimientos, de situaciones y de personas que llegan día a día a enriquecerla y a darnos lecciones de las cuales aprendemos y nos hacen crecer. El hoy es el constante cambio que nos lleva a la transformación y a la evolución como especie.

Tú puedes crear tu propia realidad de acuerdo con las decisiones y opciones que tengas en cada momento del día, desde cosas tan sencillas como qué comer, qué ropa ponerte, hasta con quién convivir... Todo repercute en tu campo energético, y ese tipo de energía es la que atraes. Decide que tu mundo sea mágico ante tus ojos y ante tu percepción.

Eso no significa que no sientas dolor y tristeza, que no sufras, ni llores y que no tengas un lado oscuro. Pero todo esto no eres tú, y cuando te dejas de identificar y lo ves como es, como simplemente emociones y pensamientos, los vives intensamente y después los dejas ir, y lo único que te queda es tu esencia, tu verdadero yo.

Ésa ha sido una de las claves en mi vida para ser feliz: entender que somos seres complejos, y dejar de aferrarme a situaciones y a emociones, y aprender a no tomar el mundo tan en serio.

Las personas que me conocen se ríen mucho cuando les cuento que vengo del mundo de las hadas. Desde que era una niña me identifiqué mucho más con ese mundo que con el nuestro, donde existe mucha seriedad, solemnidad y pretensión. Las hadas son traviesas, juegan mucho, cuidan la naturaleza, son seguras de sí mismas, sensibles, intuitivas, femeninas, libres, divertidas, intrépidas y arriesgadas, y así me gusta vivir la vida, una vida llena de magia y de aventuras, en la que he aprendido a enfrentarme a los dragones y a los monstruos internos, cultivando lo mejor de mí para vivir el presente con mi mayor potencial como persona.

Mi transformación ha sido dolorosa; tuve que desprenderme muchas creencias que me hacían sentir segura, pero que a la vez bloqueaban mi crecimiento. Dejé ir a mucha gente a la que quería; tuve que aprender a desapegarme de mi padre, que era maestro, jefe, amigo y confidente; su fallecimiento ha sido lo más duro que he vivido. La muerte también me llevó a entender que no tenemos la vida comprada y que debemos vivir disfrutando día a día. Aprendí a comunicarme al nivel del amor y del corazón, que no tienen fronteras, ni tiempo ni espacio. Y así como lo hago con mi papá, ese amor universal lo pongo en práctica todos los días de mi vida, simplemente siendo y dando sin esperar nada a cambio. Así, obviamente uno se comienza a atraer gente y situaciones que se empalman más con la frecuencia del amor y la energía positiva.

Los seres humanos vivimos en diferentes frecuencias. Hay personas que todavía viven en AM, otras en FM y algunos están en el camino del despertar y del aprendizaje en radio satelital.

Cuando estás en radio satelital ya no te acomoda sintonizarte ni en AM ni en FM, y prefieres oír la radiosatelital, que te vibra mejor. Y las personas que te rodeaban que aún están en frecuencia AM o FM, salen de tu vida, y entran otras que se sintonizan contigo. Desafortunadamente, en algunos momentos bajamos nuestra frecuencia para sentirnos aceptados y adaptarnos, y ahí es donde por instantes perdemos el camino.

Todos hemos vivido experiencias en que nos sentimos perdidos. Las herramientas que se comparten en este libro y el vivir la vida con conciencia ayudan a regresar a nuestro camino sin desviarnos más que por momentos.

Hace poco cené con un amigo que me platicaba que él creía que el camino espiritual era un andar solitario, porque no hay tanta gente que esté en esa frecuencia. Yo estoy de acuerdo con él, no únicamente por eso, sino también porque es un camino individual: llegamos solos al mundo y de igual manera nos vamos; lo que cuenta es la satisfacción de que se hizo lo mejor posible cada día para vivir con integridad, en paz, con amor, en servicio y siendo feliz.

Como todo en la vida, el trabajo y el esfuerzo para llegar a donde se desea toma su tiempo. Si te tardaste 10 años en llegar al punto en que estás ahora, también tomará tiempo estar donde quieres estar. Por eso la paciencia y el amor a uno mismo son tan importantes en este proceso.

Hoy dejé morir una gran parte de la Karina de ayer. Redescubrí mi esencia, me encontré y mi lucha de tantos años, por ser auténtica, finalmente ha dado resultado.

Karina la de hoy es diferente a la de hace un año, a la de hace cinco y a la de hace 10. Mi forma de pensar y de actuar cambió y me siento más auténtica y más alineada con mi propósito en la vida.

Dejar de pretender, dejar de tratar de agradarle a los demás creando roles o siendo deshonesta conmigo misma, son cosas que me alejaban de mi esencia. Una vez que me encontré alineada, las circunstancias comenzaron a suceder y ahora el universo conspira a mi favor.

¿Alguna vez te ha pasado que piensas en alguien e inmediatamente suena el teléfono y quien llama es esa persona en la que pensabas? ¿O que estás indeciso acerca de cuál será tu siguiente paso, y conoces a alguien que te da exactamente lo que necesitas en ese momento? Mi vida se ha vuelto un sincrodestino, todo sucede en el momento perfecto. ¡Esa es la magia de la vida!

🪷 PRINCIPIOS PARA LOGRAR EL BALANCE Y LA FELICIDAD

1. FE

Los golpes de la vida me habían hecho perder la fe: la muerte de mi padre, mi divorcio, el cambio de carrera, la aceptación de la nueva Karina. Durante años escuché la frase que dice: "La fe mueve montañas". Creo que es totalmente cierta: sin fe no sucede nada; si no se espera lo mejor, nunca llega. Los momentos de incertidumbre, duda, temor, dolor y decepción son difíciles de trascender, pero con fe todo se logra.

Hoy recuperé la fe y vivo con la aceptación de que la vida es maravillosa, y que las cosas pasan en su momento perfecto.

Descubrí que no sólo se trata de leer, tomar cursos y decretar afirmaciones, sino en tomar acción, levantarse y crear la vida de nuestros sueños.

Absolutamente todo lo que vivo cada día de mi vida es mi responsabilidad, y ya sean éxitos o fracasos, en ambos casos son creados por mí, para mi crecimiento.

2. FLEXIBILIDAD

Hay que tener flexibilidad para adaptarse a las diferentes situaciones de la vida, reconocer que nuestro punto de vista no es más que eso, y que no somos dueños de la verdad absoluta, pues cada persona puede tener un punto de vista diferente al nuestro, lo cual no significa que esté equivocada. Cada quien tiene su propia percepción del mundo y cada una de ellas es válida. Deja ir el control y simplemente fluye haciendo lo mejor que puedas cada día... El resto no está en tus manos.

Saber que tenemos el potencial para crear nuestro ideal de trabajo, nuestra imagen, nuestras amistades y nuestro estilo de vida me ha ayudado a sentirme más segura de mí misma, fiel a mis convicciones, con determinación en lo que hago para vivir la vida con integridad y sin límites en mis sueños. ¡Me ha permitido crear la vida que quiero!

3. Aprendizaje
El aprendizaje nunca termina. La persona que cree que no tiene nada que aprender, empieza a morir. El aprendizaje es una de las mayores satisfacciones de la vida, pues acrecienta las posibilidades del mundo. El desarrollo intelectual y el aprendizaje nutren y abren la mente.

Gracias al constante aprendizaje he podido concretar todas mis ideas. Básicamente ha consistido en cursos y en la lectura de una gran cantidad de libros de autoayuda, *marketing* y finanzas; herramientas de esta tercera dimensión que nos ayudan a llegar a nuestras metas paso a paso.

4. Disciplina
Cada cosa que haces o piensas tiene una consecuencia, por eso la disciplina es importante. Los grandes músicos, los atletas, los filósofos y los grandes personajes que han destacado en alguna actividad, lo han hecho gracias a su dedicación y a su disciplina para llegar a ser los mejores en su ámbito. Lo mismo pasa con nuestro cuerpo, nuestra mente y nuestro espíritu. Todos los días tenemos una oportunidad de sentirnos mejor.

Yo aplico la disciplina a mi actividad física, practicando *jogging* y yoga y cuidando mi alimentación. Procuro comer bien, nutrir bien mi cuerpo a través de la buena alimentación y apapacharlo con masajes. Además, también nutro mi cuerpo etéreo con terapias energéticas y a través del aprendizaje de cosas nuevas. Esto me permite sentirme bien física, mental, emocional y espiritualmente.

5. Diversión

La diversión es una parte fundamental para ser una persona sana y en balance. Si dejas de divertirte y de jugar, si dejas de tener sentido del humor y de reírte de ti mismo, es imposible que te sientas bien. No todo en la vida son responsabilidades, trabajo y disciplina.

Para mí, la diversión consiste en conocer gente nueva, bailar; a veces tomarme unas cervezas y unos sakes, visitar museos, conocer lugares nuevos, viajar, practicar deportes extremos, esquiar, observar las estrellas, escuchar buena música, entre muchas otras actividades. Todo esto me nutre, igual que una buena alimentación, y me apasiona tanto, que lo disfruto igual de intensamente que mi trabajo, que el amor, que el yoga, que el ejercicio y que mi comida nutritiva.

6. Motivación y pasión

Descubrir una gran pasión en mi vida, saber que tengo otros talentos que pulir y en los cuales crecer, aprender y compartir, me ha llenado de motivación, y hoy más que nunca me siento realizada a nivel profesional y personal.

En el momento en que mi pasión y mi convicción por lo que hago fue real, desde mi centro y no desde el ego, el trabajo ha comenzado a fluir y me siento muy afortunada de poder compartir y ayudar a más gente cada día.

Lo que me he propuesto se está encaminando a mis más altos sueños y aspiraciones, y como dijo un gran maestro: "Te cuesta el mismo trabajo soñar pequeño que soñar en grande".

7. Amor

El amor más importante es el que siento hacia mí misma, y esto no tiene nada que ver con el ego. Muchas veces hemos escuchado que si no te amas a ti mismo, no eres capaz de amar a los demás, y eso es totalmente cierto.

Jesús dijo: "Ama a los demás como a ti mismo". Es una frase que está en nuestra mente desde pequeños, y a veces no logramos encontrarle su verdadero significado.

Cuando estamos en busca del amor de pareja solemos enfocarnos en las cosas negativas de las personas. Pero cuando decidimos ver sólo lo mejor de los demás, sin buscar, entonces descubrimos y comenzamos a apreciar las cualidades y a las personas por lo que son, y de esta manera amplificamos nuestras propias cualidades.

El amor hacia mí misma se ha expandido al amor que doy a mi familia, a mis amigos, a las personas que he conocido en mi vida y a todos ustedes que leen este libro.

7. Perseverancia

Bien dice el dicho que el que persevera alcanza. Tener claro lo que quieres en la vida y trabajar con pasos concretos para llegar a donde deseas, es la clave de la transformación.

Tenemos que seguir nuestros sueños y no quitar el dedo del renglón. Mantente motivado y da pasos que te lleven hacia la conquista de tu meta.

A veces queremos darnos por vencidos y dejar de luchar. Si eso te llegara a suceder, busca apoyo con amigos, guías, terapeutas, *health coach* o *life coach,* que te apoyen en tu camino para llegar a donde quieres.

8. Sentido del humor

El sentido del humor es clave para una vida plena. En mi caso, ha sido fundamental. Cuando tuve una fuerte depresión dejé de reír y olvidé el sentido del humor. Ahora sé que reírme todos los días me hace sentir más viva y automáticamente más feliz.

Me encanta regalar sonrisas y reírme de mí misma. La vida es mucho más fácil y divertida riéndonos, y una sonrisa vale más que mil palabras. La risa nutre el alma.

9. Cuerpo y salud

Cambiar mi estilo de alimentación y tener presente el poder que los alimentos tienen en el cuerpo dio un giro de 360 grados en mi vida. Aplico la dieta 90-10, es decir, 90 por ciento del tiempo elijo los alimentos más sanos y lo que el cuerpo me pide, que en su mayoría son frutas, verduras y comida crudivegana, y 10 por ciento del tiempo opto por alimentos que me gustan, pero que sé que no son muy sanos, como pastel de chocolate, pan o cerveza, que disfruto mucho. Este balance me ha ayudado a no volver a tener adicciones a las dietas y he logrado mantener mi peso en el último año y medio, sin dietas y sin restricciones.

Conforme te alimentes de manera más sana y con productos llenos de prana o energía, tus elecciones van a ir cambiando. Antes, mis antojos eran dulces, chocolates con azúcar, pastas o pizzas; ahora han sido sustituidos por jugos verdes (de nopal y espirulina), aguas de fruta o chocolate amargo sin azúcar, y finalmente me siento sin fatiga, con energía, con claridad de mente, con balance emocional; sana y, sobre todo, muy feliz.

Cuando notas los efectos de los alimentos en tu cuerpo, en tu mente y en tus emociones, automáticamente eliges lo que te hace sentir mejor. Tu conexión con tu cuerpo se hace más consciente.

Al aplicar la nutrición integral a mi vida se generó un cambio en mi persona. Hoy me siento una mujer plena, feliz, realizada, llena de sueños que compartir y con mucho que dar.

Es un privilegio haber podido compartir este libro contigo, y te deseo de todo corazón que encuentres en él un apoyo y una guía para llevar una vida más saludable y feliz.

Namaste

ANEXO 1

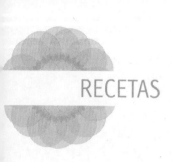

RECETAS

Cocinar es un juego para los niños y un deleite para los adultos.
Cocinar con esmero es un acto de amor.

Este no es un libro de recetas (eso se lo dejo a los expertos y a los chefs que llevan años dedicados a este negocio y que nos han compartido deliciosos platillos), pero sí quise incluir algunas, que preparo normalmente en mis procesos de desintoxicación y limpieza, tanto en primavera como en invierno. También incluyo algunas ideas de *smoothies*, que son los que tomo a diario, y unas cuantas recetas de postres que me derriten y que contienen ingredientes muy sanos. Es probable que algunos te parezcan extraños. Aun así te invito a probarlos. También puedes recurrir a tu creatividad y sustituirlos por lo que se te ocurra; claro, siempre y cuando sean productos sanos.

¡Buen provecho!

RECETAS PARA DIETA DE DESINTOXICACIÓN

DETOX PRIMAVERA

ENSALADA DE NOPAL CON ALGAS
(4 personas)

Ingredientes:

3 nopales cortados en cuadritos y hervidos

½ taza de alga wakame o hijiki

2 piezas de apio picado

1 cebolla morada picada

2 cucharadas de jengibre picado

Para el aderezo:

½ taza de jugo de limón amarillo

2 cucharada de mirin

2 cucharadas de jugo de vinagre de arroz

1 cucharada de aceite de oliva (opcional)

Sal al gusto

Procedimiento:

1. Se ponen a hervir los nopales de 20 a 40 minutos.
2. En un tazón con agua tibia se remojan las algas durante cinco minutos, y el hijiki durante 15 minutos. Se le puede poner un poco de azúcar moscabada (opcional).
3. Se corta en cuadritos la cebolla y el apio.
4. Se corta el jengibre en juliana.
5. Se mezclan todos los ingredientes con el nopal hervido.
6. Para el aderezo se mezclan todos los ingredientes y se le incorporan a la ensalada.

ENSALADA DE ARAME CON ALBAHACA
(4 personas)

Ingredientes:

1 taza de frijoles aduki

1 pieza de kombu

2 rebanadas de piña cortada en cuadritos

1 pieza de apio cortado en cuadritos

½ taza de arame o wakame

¾ taza de albahaca fresca picada

3 tazas de agua

½ cucharadita de sal

Para el aderezo:
¼ cucharadita de jugo de limón
1 cucharadita de vinagre de umeboshi o vinagre blanco

1 cucharada de miel de agave
1 cucharada de jugo de naranja
2 cucharadas de aceite de oliva (opcional)

Procedimiento:
1. Se remojan los frijoles al menos por ocho horas.
2. Se ponen a hervir los frijoles en agua con un poco de sal y alga kombu.
3. Se cortan en cuadros pequeños la piña y el apio.
4. En un tazón con agua tibia se ponen las algas durante cinco minutos, se sacan y se exprimen gentilmente.
5. Se incorporan todos ingredientes con los frijoles ya hervidos.
6. Se mezclan los ingredientes del aderezo.
7. Se incorpora el aderezo a la ensalada y se agrega la albahaca.

ENSALADA DE FRIJOLES MONGO CON PIÑA
(4 personas)

Ingredientes:
3 tazas de agua
1 taza de frijoles mongo
½ cucharadita de sal
½ cucharadita de orégano
1 pepino sin semilla en cuadritos
3 rebanadas de piña en cuadritos
¼ taza de arame o wakame

Para el aderezo:
1 pizca de pimiento dulce o cayena
½ cucharadita de comino
1½ cucharada de aceite de oliva
1 cucharada de vinagre de arroz
¼ cucharadita de sal
1 ½ cucharadas de miel de agave

Procedimiento:
1. Se remojan los frijoles al menos durante ocho horas.
2. Se ponen a hervir los frijoles en agua con un poco de sal y alga kombu.
3. Se remoja el wakame o arame de cinco a siete minutos; se exprimen li-geramente.
4. Se ponen los pepinos, la piña y el wakame en un recipiente.
5. Se mezclan los ingredientes del aderezo y se incorporan todos los ingredientes.

Ensalada de melón y pepino
(4 personas)

Ingredientes:
1 melón mediano maduro y dulce cortado en cubos
2 pepinos cortados en juliana
4 jitomates sin semilla cortados en cuadritos
2 echalotes

2 cucharadas de jugo de limón
2 cucharadas de aceite de oliva
1 cucharada de vinagre de champaña
1 taza de queso feta (opcional)
1 taza de albahaca picada finamente
Sal al gusto
Pimienta al gusto

Preparación:
En un *bowl* para ensalada se mezcla melón, pepino, jitomate y echalote. Después se añade jugo de limón, aceite de oliva, vinagre de champaña, sal y pimienta. Por último se agrega el queso feta y la albahaca.

Sopa de aguacate y chile poblano
(6 personas)

Ingredientes:
4 tazas de agua
1 pepino cortado en cuadritos
1½ cucharadita de sal de mar
2½ aguacates
4 chiles poblanos

½ cucharadita de comino
½ cucharadita de coriando
1 cucharada de ralladura de limón
⅓ de taza de jugo de limón
2 apios

Procedimiento:
1. Se ponen todos los ingredientes en una licuadora.
2. Se rostizan los chiles, se les quita la piel y las semillas, se añaden al resto de los ingredientes y se agrega comino, coriando, ralladura de limón y jugo de limón.
3. Se mezclan con el resto de los ingredientes y se licúa hasta que se obtenga una consistencia cremosa.

Sopa fría de pera
(4 personas)

Ingredientes:

2½ azas de agua

2 peras

1½ aguacates

1 apio

1 pizca de cayena o paprika

¼ cucharadita de jengibre

1 cucharadita de sal

Procedimiento:

Se ponen todos los ingredientes en la licuadora y se licúan hasta lograr una consistencia cremosa.

Ensalada de jícama y millet
(6 personas)

Ingredientes:

1 taza de millet o quinoa

2 tazas de agua

1 cucharadita de sal

1 jícama chica

1 pepino

Ramas de cilantro

Para el aderezo de la jícama y pepino:

1 cucharada de jugo de lima

2 cucharadas de aceite de oliva

2 cucharaditas de tajín o chile piquín

1 cucharada de paprika

¼ cucharada de miel de agave

Para el aderezo del millet:

½ taza de jugo de naranja

½ taza de miel de abeja o miel de agave

¼ de taza de sal

1 taza de aceite de oliva

Procedimiento:

El millet o quinoa:

1. Se pone a hervir el agua y se le añade la quinoa. En caso de ser millet, se fríe un poco antes con aceite de oliva. Se añade la cúrcuma (opcional).

2. Después, si es quinoa, se coloca a fuego medio durante quince minutos. El millet, de 20 a 30 minutos.

3. Se saca y se cuela; se mezcla con el aderezo.

Ensalada:

4. La jícama y el pepino se cortan en pedazos pequeños.
5. En un recipiente se pone aceite de oliva, jugo de lima, tajín, paprika y miel de agave; se agrega la jícama y el pepino y se mezcla bien.

RECETAS PARA DETOX DE OTOÑO

Sopa de camote
(4 personas)

Ingredientes:

4 tazas de caldo de verdura
1 cebolla chica
1 zanahoria
1 apio
4 camotes
1 cucharada de curry

½ cucharadita de comino
½ cucharadita de jengibre
2 cucharadas de sal
2 cucharadas de aceite de oliva

Preparación:

1. En una olla se pone el aceite de oliva, se agrega la cebolla y se suda.
2. Después se agrega el apio y la zanahoria; se fríen por unos minutos hasta que estén suaves.
3. Se añade el camote y el caldo de verdura.
4. Se añade curry, sal, comino y jengibre.
5. Se deja hasta que hierva y después se baja a fuego medio hasta que el camote esté suave.
6. Se deja enfriar y se licúa todo; después se calienta de nuevo en otra olla.

ARROZ O QUINOA DULCE
(4 personas)

Ingredientes:

1 taza de arroz integral o quinoa
3 tazas de agua
1 cucharadita de cúrcuma
1 cucharadita de sal
1 taza de arándanos o pasas
½ cucharadita de jengibre

½ cucharadita de comino
½ taza de jugo de naranja
Ralladura de ½ naranja
1 taza de nueces variadas tostadas
1 cucharadita de miel de agave o miel natural
2 cucharadas de perejil picado

Procedimiento:

1. Se pone a hervir el agua con la cúrcuma y se agrega el arroz.
2. Se baja a fuego medio y después de 15 minutos se le agrega comino, jengibre, los arándanos y jugo de naranja.
3. Cuando el arroz está cocido, se saca, se cuela y se le agregan las nueces, el resto del jugo, la ralladura de naranja, la miel de agave y el perejil picado.
4. En caso de usar quinoa, se agregan los ingredientes después de cinco minutos. La quinoa tarda en cocinarse de 15 a 18 minutos.

ENSALADA CALIENTE DE VERDURAS JAPONESAS
(4 personas)

Ingredientes:

1½ cucharada de aceite de coco
1 taza el daikon o poro cortado en juliana (el daikon es una verdura blanca larga japonesa)
½ taza de cebolla
½ taza de zanahoria cortada en juliana

1 taza de espinacas salteadas
1 taza de wakame o 2-3 cucharadas de soya o tamari
1 cucharada de jugo de limón
1 cucharada de miel de agave (o al gusto)
1½ cucharada de aceite de ajonjolí
1 cucharada de cebollín

Procedimiento:

1. Se cortan en juliana el daikon, la cebolla y la zanahoria.
2. En un sartén se calienta el aceite de coco.
3. Se carameliza la cebolla y se agrega la zanahoria y el daikon.
4. Se sazona con wakame, tamari o soya y limón.
5. Se pone en un platón y se incorpora alga marina, aceite de ajonjolí y cebollín.

SOPA DE FRIJOL ADUKI CON CHIPOTLE
(4 personas)

Ingredientes:

1 taza de frijol
3 a 4 tazas de caldo de verdura
1 pieza de kombu
1 cucharada de sal

½ cebolla cortada picada finamente
½ zanahoria en cuadros pequeños
½ jugo de limón
Chipotle al gusto

Procedimiento:

1. Se remojan los frijoles durante ocho horas y luego se enjuagan.
2. En una olla se pone aceite de oliva, se acitronan la cebolla y la zanahoria.
3. Después de añade el caldo de verdura con los frijoles y se baja a fuego medio durante 40 a 60 minutos.
4. Se añaden las especias, el jugo de limón y el chipotle.

ENSALADA CALIENTE DE QUINOA Y ADUKI
(4 personas)

Ingredientes:

1 taza de quinoa
   (opcional arroz integral)
2 tazas de caldo de verdura
½ cucharadita de sal
½ cucharadita de cúrcuma
¼ cucharadita de jengibre en polvo

3 tazas de agua
1 taza de frijoles aduki
1 cucharadita de romero
1 cucharadita de sal
1 pieza de kombu (opcional)
2 cucharadas de aceite de oliva o coco

Procedimiento:

1. En una olla se pone a hervir una taza agua y otra con caldo de verdura.
2. En otra se pone el resto del caldo de verdura con cúrcuma, sal, jengibre en polvo y arroz integral durante 30 a 40 minutos; la quinoa, durante 15 a 18 minutos.
3. En la olla con agua se añade el romero, el kombu y los frijoles; se deja hervir entre 45 y 50 minutos.
4. Cuando ambos estén listos, se mezclan y se añade un poco de aceite de oliva o de coco.

SOPA DE FRIJOLES MUNG
(4 personas)

Ingredientes:

2½ tazas de caldo de verdura
1 taza de frijoles mung
1 pieza de kombu
1 cucharada de aceite de oliva
½ cebolla amarilla

2 dientes de ajo
½ cucharada de comino
1 cucharada de curry
½ cucharada de sal

Procedimiento:

1. Se pone en un olla el aceite y se acitrona la cebolla.
2. Se añade el ajo y se saltea.
3. Se añade el caldo de verdura y el curry, la sal y los frijoles; se hierve hasta que los frijoles estén suaves.

Para prepararlos sólo se requiere licuar todos los ingredientes.

SMOOTHIE ENERGETIZANTE DULCE

1/2 taza de mora azul
1 plátano
2 cucharadas de linaza
1 cucharadita de maca
1 cucharadita de alga azul
   o espirulina
¼ cucharadita de miel de agave

SMOOTHIE DE COCO

1 coco (carne y agua)
½ cucharadita de garam masala
1 cucharada de miel de agave
½ cucharada de maca

SMOOTHIE DE COCOA

1 taza de fresas
1 cucharada de cocoa
1 cucharada de alga azul marina
1 cucharadita de maca
   Stevia o miel de agave al gusto
1 plátano
8 onzas de leche de arroz o de almendra
1 cucharadita de linaza

JUGO VERDE

½ nopal
1 cucharada de perejil
½ taza de apio
½ taza de piña
1 cucharada de espirulina o alga azul
   marina
1 cucharadita de linaza
1 cucharada de jugo de limón
   Jengibre (opcional)
   Miel (opcional)

JUGO VERDE DETOX

1 toronja sin cáscara
2 limones sin cáscara
1 pepino sin cáscara y sin semilla
1 cucharada de extracto de vainilla
1 ramo de perejil
1 bonche de semillas de girasol
1 ramo de espinaca o de arúgula
   Stevia o miel de agave

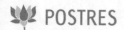 POSTRES

TRUFAS DE CHOCOLATE
(30 trufas)

½ taza de aceite de coco tibio
¾ taza de miel de agave
2 cucharaditas de extracto de vainilla
¼ cucharadita de sal de mar

1 taza de coco rallado
2½ tazas de polvo de cacao
1 cucharada de cayena o comino
½ taza de almendras o nueces

Procedimiento:
1. En un *bowl* se pone el aceite de coco, la miel de agave y el extracto de vainilla.
2. Lentamente se va incorporando el chocolate mezclado con el coco, la sal y la especia que elijas, y se mezcla con una espátula hasta que esté listo.
3. Se mete al refrigerador durante unos 15 a 20 minutos.
4. Se saca y con una pequeña cuchara se hacen bolitas.
5. Se empanizan en almendra molida y cacao.

PUDÍN DE CHOCOLATE CON CHÍA
(6 porciones)

Ingredientes:
1 taza de leche de coco
1 cucharada de cacao

1½ cucharadas de azúcar morena
¼ cucharadita de comino
5 cucharadas de chía

Procedimiento:
1. Se licúa la leche de coco, el cacao, el azúcar morena, el comino y la chía durante sólo 20 segundos.
2. Se pone en el refrigerador por unas horas hasta que tome consistencia de pudín. Si no se logra esta consistencia, se añade una cucharada más de chía y se vuelve a mezclar.

COMPOTA DE OTOÑO

Ingredientes:
1. kiwi rebanado
2 peras rebanadas
1 manzana verde rebanada
3 cucharadas de mantequilla
1 taza de arándano

1 cucharada masala chai
(comino, estrella anís y clavo)
¾ de taza de azúcar moreno
y piloncillo
3 cucharadas de brandy

Procedimiento:
1. Se pone la mantequilla y se carameliza la manzana y las peras; se agrega el masala chai y después el kiwi y el arándano.
2. Se agrega el azúcar moreno o piloncillo.
3. Se aleja del fuego y se le agrega el brandy.
4. Se deja calentar por unos dos minutos.
5. Se deja enfriar; se sirve solo o con helado de vainilla.

PAN DE PLÁTANO

Ingredientes:
2 tazas de harina integral
1 cucharadita de bicarbonato de sodio
1 cucharadita de royal
½ cucharadita de sal de mar
100 gr o ½ taza de nueces picadas

1 barra de mantequilla
¾ azúcar moreno o piloncillo
5 huevos
1/8 cucharadita de polvo de nuez
1 cucharadita de vainilla
1 pizca de canela
½ taza de coco (opcional)

Procedimiento:
1. En un procesador de alimentos se mezcla la mantequilla con el azúcar y se va incorporando huevo por huevo.
2. Se añaden los plátanos machacados, la canela, el polvo de nuez y la vainilla.
3. En otro recipiente se pone la harina, el royal, el bicarbonato y la sal.

4. Se incorpora poco a poco la harina a la mezcla y se agrega la mitad de las nueces picadas.
5. Se calienta el horno a 250 °C y se hornea durante 40 a 50 minutos.
6. Se deja enfriar y se sirve solo o con helado de coco.

ANEXO 2

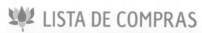

LISTA DE COMPRAS

LEGUMBRES	GRANOS	
Frijol negro	Arroz integral	
Frijol mongo	Quinoa	
Frijol	Amaranto	
Aduki	Noodles de soba	
Frijol peruano	Millet	
Habas	Trigo	
Lentejas	Avena	
GRASAS	**ENDULZANTES NATURALES**	
Aceite de aguacate	Miel natural	
Aceite de oliva	Miel de agave	
Aceite de coco	Piloncillo	
Aceite de pepita de uva	Stevia	
Aceite de ajonjolí	Miel de Maple grado B	
Mantequilla		
Ghee		
SUPERCOMIDAS	**VERDURAS VERDES**	
Coco	Kale	Calabaza
Espirulina	Acelgas	Champiñones
Maca	Berros	Poro
Cacao	Espinacas	Apio
Algas	Lechugas	Edamames
Aloe vera	Chícharos	Arúgula
Nopal	Ejotes	Endivia
Chaya	Chayote	Col
Chía		

VERDURAS DULCES	VARIOS	
Elote	Nueces	Ajo
Camote	Almendras	Jengibre
Papa	Fruta seca	Sal de mar
Zanahoria	Cebolla	
HIERBAS	ESPECIAS	
Romero	Curry	
Perejil	Cúrcuma	
Cilantro	Pimienta de cayena	
Hoja de laurel	Paprika	
Orégano	Comino	

LISTA DE PROVEEDORES

NOMBRE	TIPO PRODUCTOS	DIRECCION	TELEFONO
Agrupación Sierra Madre	Productos Organicos	Prado Norte No.324 Col. Lomas de Chapultepec	55208820
Aires del Campo	Productos Organicos	Plaza Bosques local 10, Bosques de Duraznos No.187, Col B. De las lomas	55967032 55967005
Araki Yamamoto	Japonesas	Porfirio Díaz No. 918A Col. Del Valle	55592100 55592100
Flo	Productos Organicos	Mexicali No. 85 Col. Condesa	55530564
Kume Importaciones	Japonesas	Isabela la Catolica No. 409B Col. Obrera	55388337 55193664
Maruhuku	Japonesas	Andalucía No. 179 Col. Alamos	55300828 55300996

Mikasa	Japonesas	San Luis Potosí No. 170 Col. Roma	55843430 55749970
Minisuper Tsuki	Japonesas	Circuito Héroes No. 19A Cd Satelite (lomas verdes)	53930959
Super Avenida	Japonesas	Dr. Olvera No. 15 Col. Doctores	55780342 55882100
Super Kise	Japonesas	División del Norte No. 2515	56882800 56882123
Super Nikkei	Japonesas	Patricio Sanz No. 1421 Col. Del Valle	55753851 55598199
Tadaya	Japonesas	San Francisco No. 238 Col. Valle	56695054 55901609
The Green Corner	Productos Organicos	Plaza Cuajimalpa, José Ma. Castorena No.395 3er piso Col Cuajimalpa Centro Homero 1210 Col. Polanco	21633892 2458365 30938290 52036078
Vittorio	Delicatessen	Prolongación Bosques de Reforma No.1371 Col. Bosques de las lomas	55969257 52513186
Yamanoha, Nagata y Cia.	Japonesas	Sucre No. 82 Col. Moderna	55798262 55901609

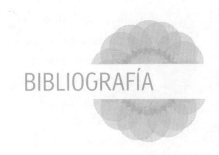

BIBLIOGRAFÍA

Centro Sivananda Yoga. *Yoga: una guía para su práctica*, Plaza & Janes, 1998.

Chavez Martinez, Margarita, *Un camino hacia la salud. Nutrición y terapias naturales para cada enfermedad*, Diana, 1999.

Colbin Ballantine, Annemarie. *Food and Healing*, Random House, 1986.

Cousen, Gabriel, y Biran Clement, *Raw Food Works*, Brenda Cobb, Diana Store.

Cousens, Gabriel, *Rainbow Green Live-Food Cuisine*, North Atlantic Books, 2003.

Crayhons, Robert, *Nutrition Made Simple: A Comprehensive Guide to the Latest Findings in Optimal Nutrition*. Natl Book Network, 1994.

Dulliard, John, *Body, Mind and Sport*, Random House, 2001.

_____, *The Three Season Diet*, Random House, 2000.

Freedman, Rory, y Kim Barnouin, *Skinny Bitch*, Running Press, 2005.

Gates, Donna, y Linda Schatz, *Body Ecology Diet*, BED Publications, 2006.

Gillian, Mckeith, *You are What You Eat*, Plume Book, Penguin Publishers, 2005.

Kushi, Michio y Aveline, *Macrobiotic Diet*, Japan Publications, Tokio, 2008

Pitchford, Paul, *Healing With Wholefoods*, North Atlantic Books, 2002.

Rosenthal, Joshua, *Integrative Nutrition*, Integrative Nutrition Publishing, 2008.

Shealy, Norman, *Healing Remedies*, Element Book, 2002.

Tribole, Eveyln, y Elyse Resch, *Intuitive Eating*, St. Martins Griffin Publishing, 2003.

Wolfe, David. *Eating for Beauty*, Sunfood Publishing, 2007.

_____, *Superfoods*, North Atlantic Books, 2009.

_____, *The Sunfood Diet*, Sunfood Publishing, 2008.

Wood, Rebecca, *The New Whole Foods Encyclopedia,* Penguin Group, 1999.

PÁGINAS DE INTERNET:

Annemarie Colbin: www.foodandhealing.com.

Natural Gourmet: www.naturalgourmetinstitute.com.

Institute of Integrative Nutrition: www.integrativenutrition.com.

David Wolfe: www.davidwolfe.com.

Casa Tibet México: www.casatibet.org.mx.

Yoga: www.yoga.com.mx.

PARA CONTACTAR A LA AUTORA:

Página de internet: www.karinavelasco.com.

Twitter: twitter@karinavelasco.

El arte de la vida sana
de Karina Velasco
se terminó de imprimir en diciembre 2011 en
Drokerz Impresiones de México S.A. de C.V.
Venado N° 104, Col. Los Olivos
C.P. 13210, México, D. F.